Claudia Gratz / Doris Woite

Die Therapie des Facio-Oralen Traktes
bei neurologischen Patienten
- Zwei Fallbeispiele -

Neue Reihe Ergotherapie

Herausgeber:
Deutscher Verband der Ergotherapeuten e.V.

Reihe 10: Fachbereich Neurologie
Band 3

DIE AUTORINNEN:

CLAUDIA GRATZ, Jahrgang 1964, arbeitet seit 1986 als Ergotherapeutin, seit 1996 als F.O.T.T.-Instruktorin. Ihre beruflichen Erfahrungen sammelte sie zwei Jahre in der Geriatrie in Berlin und acht Jahre in der Frührehabilitation schwerst neurologisch geschädigter Menschen im Therapiezentrum Burgau. Seit 1997 ist Frau Gratz freiberuflich als F.O.T.T.-Instruktorin und mobile Ergotherapeutin mit dem Schwerpunkt Neurologie tätig.

DORIS WOITE, Jahrgang 1965, beendete ihre Ausbildung als Ergotherapeutin 1988, als F.O.T.T.-Instruktorin 1995. Ihre Berufserfahrung sammelte sie während ihrer zehnjährigen Tätigkeit in der neurologischen Rehabilitation. Frau Woite lehrt als Instruktorin interdisziplinär F.O.T.T.-Kurse und Seminare und unterrichtet an den Schulen für Ergotherapie und Logopädie in Kreischa/Sachsen.

Claudia Gratz / Doris Woite

Die Therapie
des Facio-Oralen Traktes
bei neurologischen
Patienten

- Zwei Fallbeispiele -

Diese Arbeit wurde mit dem
Ergotherapie-Preis 1998 ausgezeichnet

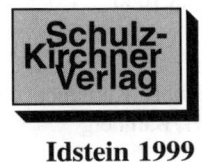

Idstein 1999

Die Deutsche Bibliothek - CIP-Einheitsaufnahme

Gratz, Claudia:
Die Therapie des Facio-Oralen Traktes bei neurologischen Patienten :
zwei Fallbeispiele / Claudia Gratz/Doris Woite. [Deutscher Verband
der Ergotherapeuten e.V.]. - 1. Aufl. - Idstein : Schulz-Kirchner, 1999
  (Neue Reihe Ergotherapie : Reihe 10,
  Fachbereich Neurologie ; Bd. 3)
  ISBN 3-8248-0175-2

1. Auflage 1999
ISBN 3-8248-0175-2
Alle Rechte vorbehalten
© Schulz-Kirchner Verlag GmbH, Idstein 1999
Layout: Iris Conradi
Lektorat: Beate Kubny-Lüke, Köln
Umschlagentwurf: Wipper & Partner GmbH, Karlsruhe
Druck und Bindung: Difo-Druck GmbH, Bamberg
Printed in Germany

Inhaltsverzeichnis

Vorwort

Aus dem Englischen übersetzt von Doris Woite

Die Therapie des Facio-Oralen Traktes (F.O.T.T.) bietet einen strukturierten Ansatz der Befundung und Behandlung von neurogenen Beeinträchtigungen der Ausdrucksbewegungen des Gesichtes, der oralen Bewegungen, des Schluckens und der Atmung. F.O.T.T. ist multidisziplinär und basiert auf dem von Karel und Bertha Bobath entwickelten Konzept. Es nutzt die Kenntnisse normaler menschlicher Haltungs- und Bewegungsmuster: Zunächst werden Unterschiede zwischen physiologischen und veränderten Abläufen aufgedeckt und analysiert, dann wird dem Patienten zu möglichst normaler Haltungs- und Bewegungserfahrung verholfen. Alltagsaktivitäten wird der Vorzug vor reinen „Übungsprogrammen" gegeben. Das F.O.T.T.-Konzept beinhaltet geschulte Beobachtung. So zeigt die Vorstellung der beiden hier beschriebenen Patienten eine beeindruckende Beobachtungsgabe und therapeutische Kompetenz.

Der Deutsche Verband der Ergotherapeuten hat durch die Verleihung des Ergotherapie-Preises 1998 an die beiden Autorinnen die Wichtigkeit praktischer klinischer Arbeit unter Anwendung des aktuellen Wissens und Verständnisses hervorgehoben. Dies ist wirklich eine Entdeckungsreise! Doris Woite und Claudia Gratz haben es unternommen, relativ unbekannte Gefilde zu erkunden: die beiden vorgestellten Patienten leiden an schweren Schädigungen des Gehirns. In diesem Rehabilitationsfeld unterliegen Methoden und Prognosen einem deutlichen Wandel.

Woite und Gratz haben sorgfältig Veränderungen beobachtet, dokumentiert und interpretiert. Durch die vorliegende Arbeit sind wir in der Lage unser Wissen zu erweitern, wie die gravierenden Symptome von Hirnverletzungen gelindert werden können. Andere Patienten und die multidisziplinären Teams, die sie behandeln, können davon profitieren. Die Symptome sind dramatisch und umfassend. Die Patienten bedürfen intensiver spezialisierter Hilfe über einen langen Zeitraum. Patient H. P., beschrieben von Doris Woite, wurde über 18 Monate lang stationär behandelt und Patient J. A., beschrieben von Claudia Gratz, über 14 Monate. Woite und Gratz sind beide Ergotherapeutinnen und ihren ergotherapeutischen Wissenshintergrund bringen sie mit in die F.O.T.T.. Gleichzeitig verdeutlichen sie, daß jeder, der mit dem Patienten arbeitet, Teil des F.O.T.T.-Teams ist. Therapie muß ein Teil des Lebens werden; für den Patienten ist es ein 24-Stunden-Programm. Der Therapeut ist dafür verantwortlich, sich das nötige theoretische Wissen anzueignen. Dazu gehören unter anderem die Physiologie des Schluckens und der Schutz der Atemwege; die Analyse des vorhandenen und die Förderung eines günstigen Haltungshintergrundes. Das Potential zu Veränderungen liegt jedoch im sensorischen Feedback des Patienten selbst. Nur darüber wird er so selbständig wie möglich.

Die sorgfältige Dokumentation der Probleme des Patienten ist ein Bestandteil therapeutischer Arbeit; von der Befundaufnahme über Veränderungen bis hin zur Bewertung des Ergebnisses, des Outcome. Das Verfassen solcher Berichte wird während des F.O.T.T.-Instruktoren-Trainings geschult. Die beiden hier präsentierten Fallstudien basieren auf Studien, die einen Teil der Instruktoren-Ausbildung der Autorinnen für die Therapie des Facio-Oralen Traktes ausmachten.

Doris Woite und Claudia Gratz sind beide qualifizierte F.O.T.T.-Instruktorinnen und Mitglieder der Arbeitsgruppe F.O.T.T. (Special Interest Group: F.O.T.T. International). Darüber hinaus arbeiten sie als klinisch tätige Ergotherapeutinnen mit verschiedenen, stark beeinträchtigten Patienten. Während die Zusammensetzung von Teams und die Leitung der Teams von Klinik zu Klinik variieren, steht immer der Patient - der ganze Patient - im Mittelpunkt der Therapie. In dieser Studie liegt die Betonung auf Essen und Schlucken. Es gehören jedoch auch andere Funktionen in das F.O.T.T.-Programm. So zählen Mundpflege und Kommunikation (wie auch von Claudia Gratz beschrieben) zu den typischen Bereichen der F.O.T.T.

Diese Arbeit ist eine Inspiration. Sie ist in leicht zugänglicher Sprache geschrieben. So stellt sie eine Einladung von Teammitgliedern an die Kollegen aller Berufsgruppen dar: an den Erfahrungen der Autorinnen teilzuhaben und an der Erkundung und Verbesserung der Therapiemöglichkeiten für hirnverletzte Menschen mitzuwirken.

Kay Coombes, MRCSLT
Bobath Tutorin, Senior F.O.T.T. Instruktorin

1 Einleitung

Therapie des Facio-Oralen Traktes (F.O.T.T.) nach Kay Coombes basierend auf dem Bobath-Konzept

In diesem Kapitel werden die Grundlagen zum Verständnis der patientenbezogenen Fallstudien erläutert.

Zunächst werden die Kernpunkte des in der Neurologie weit verbreiteten Behandlungsansatzes nach **Bobath** vorgestellt.

Es folgt die stichwortartige Darstellung des gedanklichen und praktischen Spektrums der **Therapie des Facio-Oralen Traktes** nach Kay Coombes:

- Anhand einiger Patientenfotos werden die Behandlungsschwerpunkte der F.O.T.T. skizziert.

- Am Beispiel des Trinkens werden die Grundlagen der Behandlung des Facio-Oralen Traktes aufgezeigt.

- Die Phasendarstellung der Schlucksequenz nach Coombes schließt die Gedankensammlung ab.

Im Anschluß an die Diskussion der **Rolle des Ergotherapeuten** in der interdisziplinären Behandlung des Facio-Oralen Traktes wird die Entstehungsgeschichte der **Fallstudien** zusammengefaßt.

1.1 Die Bedeutung des Bobath-Konzeptes

Der beschriebenen Behandlung beider Fallstudienpatienten hinsichtlich der Problematik des Facio-Oralen Traktes liegt das Konzept von Kay Coombes - basierend auf dem Bobath-Konzept - zugrunde.

Ursprünglich ein physiotherapeutischer Behandlungsansatz hat sich das Bobath-Konzept in den achtziger Jahren zunehmend als grundlegende Behandlungsbasis für das Rehabilitationsteam und somit auch für Ergotherapeuten durchgesetzt.

Zwei entscheidende Erkenntnisse sind für das Verständnis des Behandlungsansatzes bedeutsam:

1. Das Gehirn ist ein Organ der Perzeption und Integration, d.h. es ist nicht nur Aufgabe des Gehirns, in sich eine Leistung zu vollbringen, sondern es ist vor allem Aufgabe des Gehirns, die Reize aus der Umgebung und aus dem eigenen Körper wahrzunehmen, sie zu verarbeiten und darauf zu reagieren. (Meier-Baumgartner, 1987)

2. Das Gehirn lernt, solange es lebt. Dies wird Plastizität genannt. Das Zentralnervensystem hat die Möglichkeit, sich zu reorganisieren und verlorene Funktionen neu zu entwickeln. (Meier-Baumgartner, 1987)

Aus einer Vielzahl von Reaktionen auf äußere Gegebenheiten und Haltungs- und Bewegungsmöglichkeiten müssen stets jene ermöglicht werden, die uns im jeweiligen Kontext einer Situation zielgerichtet handeln lassen, damit wir uns im Alltag zurechtfinden und ihn bewältigen können.
Die Grundlage für funktionelles und ökonomisches Bewegungsverhalten sind ein angepaßter Muskeltonus, Sensibilität, Koordination der Komponenten eines Bewegungsablaufes, physiologische Gleichgewichtsreaktionen und eine intakte taktil-kinästhetische Wahrnehmung.

1

Abhängig von der Schwere einer zentralen Läsion kommt es beim Patienten mit einer Hirnschädigung zu mehr oder weniger starken Störungen dieser Voraussetzungen für Haltung und Bewegung und damit zum Verlust der Fähigkeit, den Alltag ohne fremde Hilfe zu meistern.

Kay Coombes, eine Sprachtherapeutin aus England, hat - in jahrelanger Zusammenarbeit mit dem Ehepaar Bobath - das Wissen um die Bedeutung des Haltungshintergrundes für funktionelle Aktivität auf die Zusammenhänge des physiologischen Schluckaktes übertragen. Viele Patienten leiden nach einer Hirnschädigung an Schluckstörungen bis hin zum vollkommenen Unvermögen, oral Nahrung aufzunehmen.

Neurogene Schluckstörungen sind immer als komplexer Teil einer ganzkörperlichen Problematik zu sehen. Anstatt kompensatorische Techniken und Strategien mit dem Patienten zu üben, ermöglicht das Bobath-Konzept auf der Grundlage einer Normalisierung von Haltungs- und Bewegungsmustern die Anbahnung funktioneller, zielgerichteter Aktivität und orientiert sich dabei zunehmend an ihrem relevanten Einsatz in alltäglichen Verrichtungen. Die Symptome des Patienten sind rund um die Uhr vorhanden und machen einen Behandlungsansatz erforderlich, der die Problematik innerhalb eines 24-Stunden-Konzeptes aufgreift und beeinflußt.

Das Bobath-Konzept ist auf die Befundung und Behandlung senso-motorischer Störungen nach speziellen Prinzipien und in einem multidisziplinären Team ausgerichtet. Schwerpunkt hierbei liegt auf der von allen beruflichen Disziplinen unternommenen Anstrengung, frühestmöglich abnormalen Haltungen und Bewegungen entgegenzuwirken. So soll verhindert werden, daß sich durch negatives sensomotorisches Lernen abnormale Bewegungsmuster zu Gewohnheiten manifestieren und wiederum Sekundärprobleme, wie z.B. Kontrakturen, nach sich ziehen.

Das Bobath-Konzept hat sich als eine tragende Säule in der Rehabilitation von schwer hirnverletzten Patienten bewiesen, weil es die sensomotorischen und perzeptiven Probleme der Patienten nicht partiell, sondern ganzheitlich auf neurophysiologischer Grundlage in einem multidisziplinären Team behandelt.

1.2 Die Therapie des Facio-Oralen Traktes nach Kay Coombes (F.O.T.T.)

Der Behandlung des Facio-Oralen Traktes liegt eine ausführliche Befundaufnahme zugrunde, die Informationen über Tonusverhältnisse im ganzen Körper, Rumpf- und Kopfkontrolle, freie Beweglichkeit des Kopfes, Atmung und die spezifischen prä-oralen, oralen und pharyngealen Voraussetzungen des Patienten in verschiedenen Ausgangsstellungen zusammenträgt.

Zu der Therapie des Facio-Oralen Traktes gehören folgende Bereiche:
1. Ernährung
2. Soziale Aspekte der Nahrungsaufnahme
3. Mundhygiene
4. (Non-)verbale Kommunikation

Die jeweiligen Ziele resultieren aus den im Befund gewonnenen Informationen über die Fähigkeiten und Probleme des Patienten.

In der Frühphase stehen die Erarbeitung einer bestmöglichen Ausgangsstellung und Lagerung für den Patienten im Vordergrund, in der dann Gesicht und Mund stimuliert und zunächst das Schlucken des eigenen Speichels fazilitiert werden können.

Der Gewährleistung einer ausreichenden Mundpflege kommt ebenfalls besondere Bedeutung zu.

Im weiteren Verlauf werden die Voraussetzungen zur oralen Nahrungsaufnahme erarbeitet, auf deren Grundlage dann, im optimalen Fall, der orale Kostaufbau beginnen kann. Kay Coombes beschreibt die Schlucksequenz in vier Phasen, die auf Seite 19 und 20 erläutert werden.

Diese Ziele in einem ganzheitlichen Behandlungsansatz zu verfolgen, bedeutet, spezielle Techniken und Handgriffe immer im Gesamtzusammenhang der Voraussetzungen für normale Bewegung anzuwenden. Für den Therapeuten heißt das, daß er sich von der Fokussierung ausschließlich auf Gesicht und Mund lösen und bei seiner Behandlung stets den ganzen Körper des Patienten im Auge haben muß. Die Auflistung auf Seite 18 verdeutlicht die Komplexität normaler Sensomotorik und des therapeutischen Ansatzes.

Dadurch, daß dem Patienten zu angepaßten Haltungs- und Bewegungserfahrungen verholfen wird, wird die Basis zum Wiedererlernen von Aktivität geschaffen. Die Wiederholungen in unterschiedlichen, realistischen Situationen sollen im Laufe der Behandlung zu einer Wiedererlangung flexibler Kompetenz im Alltag führen, in dem bestenfalls eine selbständige orale Nahrungs- und Flüssigkeitsaufnahme möglich ist. Im optimalen Rehabilitationsverlauf lernt der Patient, sich wieder selbständig und effektiv die Zähne zu putzen, gewinnt veränderbaren mimischen und damit non-verbalen Ausdruck und ist in der Lage, verbal und non-verbal zu kommunizieren.

Zwischen dem Extrem der vollständigen Nahrungsversorgung über Magensonde auf der einen Seite und selbständigem Essen und Trinken auf der anderen Seite, liegen viele Zwischenstufen, die Patienten im Behandlungsverlauf erreichen können und die einen Zuwachs an Lebensqualität bedeuten.

Weil das Zentralnervensystem als integratives Organ begriffen wird, liegt der Behandlungserfolg in der Neuorganisation des geschädigten Gehirns, das durch die Erfahrung normalen Inputs wieder die Entwicklung physiologischer Funktionen lernt.

In der Verlaufsbeschreibung der Therapie des Facio-Oralen Traktes beider Fallstudienpatienten werden die Behandlungsprinzipien detailliert erläutert und die Behandlungspraxis wird anschaulich dargestellt.

1.2.1 Inhaltliche Schwerpunkte der F.O.T.T.

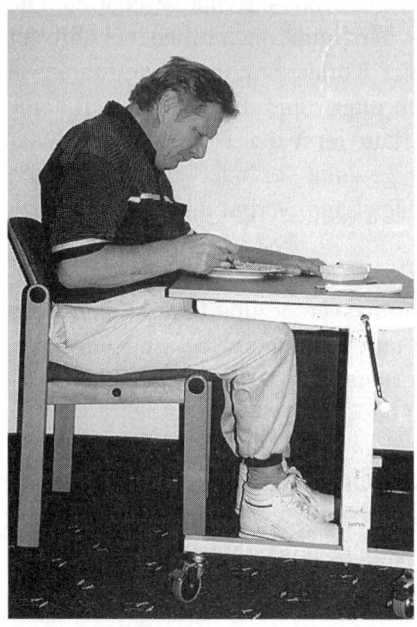

Ernährung

Soziale Aspekte der Nahrungsaufnahme

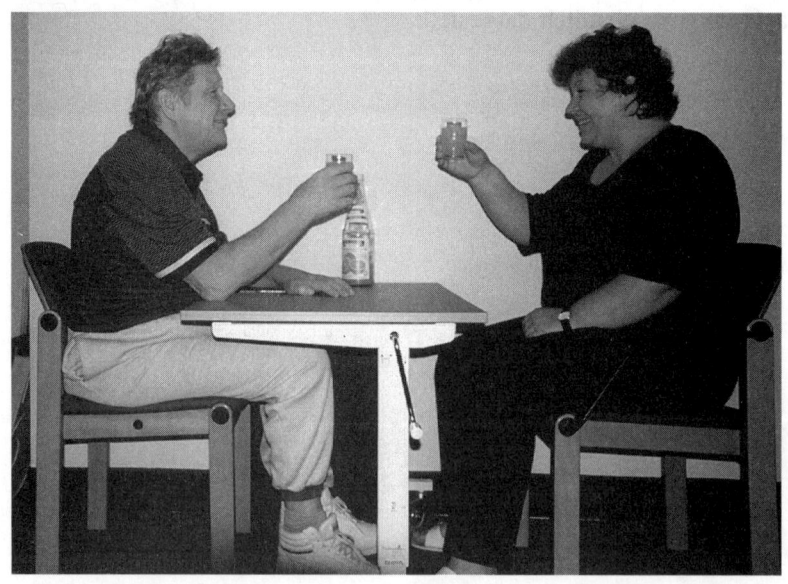

Mundhygiene

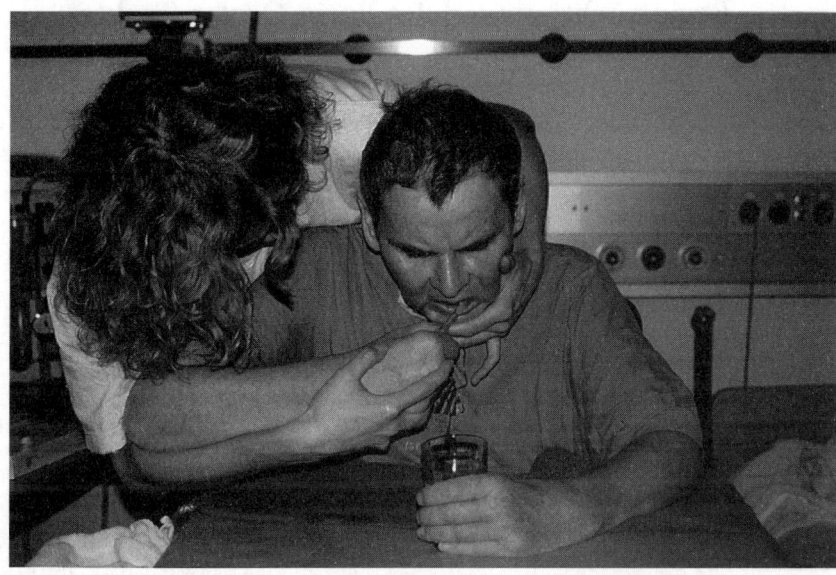

(Non-)verbale Kommunikation

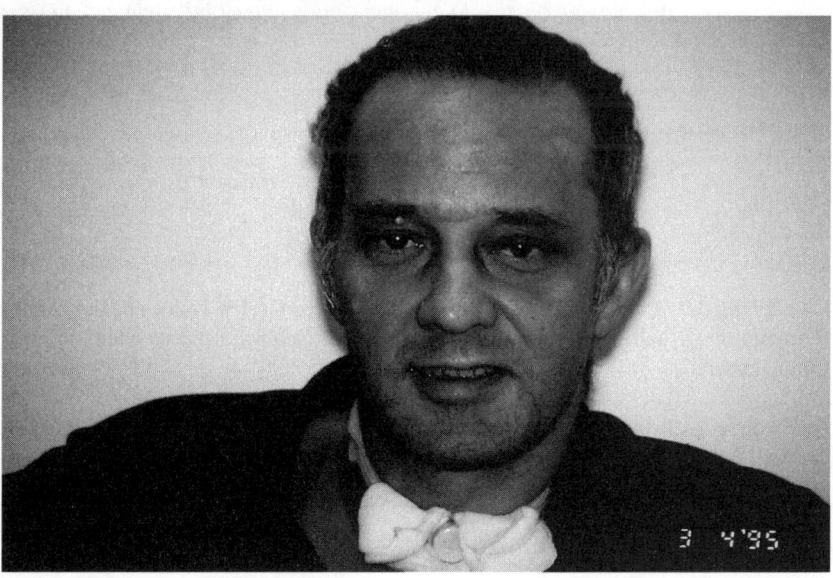

1.2.2 Die Grundlagen der Behandlung von Beeinträchtigungen des Facio-Oralen Traktes

Am Beispiel des Trinkens werden im folgenden die Grundlagen der Behandlung des Facio-Oralen Traktes nach Coombes erläutert und die Komplexität der Abläufe während der Nahrungsaufnahme verdeutlicht.

1 Kenntnis der Abfolge und Qualität normaler Haltung und Bewegung
... Bei vorgekipptem Becken und leicht flektiertem oberen Rumpf ...wird das Glas zum Mund geführt. *Die Lippen werden nach vorne gebracht und umschließen das Glas.*

2 a) Beobachtung und b) Beeinflussung der Abläufe innerhalb der Aktivität
a) ... Das Becken bleibt hinten ... Die Schultern sind hochgezogen, der Kopf ist fixiert. ... Die Lippen umschließen das Glas nicht, Flüssigkeit fließt aus dem Mund. *b) Das Becken kann mit Unterstützung vorgeneigt werden, Kopf und Schultern werden frei, die Lippen können mit Kieferunterstützung nach vorn (wie zu „u") fazilitiert werden.*

3 Anbahnung normaler, im Alltag benötigter Bewegungsmuster
Beckenvorneigung und aktive Rumpfaufrichtung unter Einbeziehung einer größeren Unterstützungsfläche. *Bei stabilem Unterkiefer können die Lippen aktiv gespitzt werden.*

4 Überprüfung des Behandlungs-/Anbahnungseffektes
Bei adaptierter Ausgangsstellung (Sitzen am Tisch) umschließen die Lippen den Rand des Glases adäquat. Das Getränk wird angesaugt. Es fließt keine Flüssigkeit aus dem Mund.

Erläuterung der Grundlagen der Behandlung des Facio-Oralen Traktes nach Coombes (**Umrandung**), anhand einiger Komponenten der Schlucksequenz während des Trinkens (**Schrägschrift**).

Durch diese Auflistung wird die **Komplexität der Abläufe während der Nahrungsaufnahme** deutlich.

1.2.3   Phasen der normalen Schlucksequenz

Nach Coombes (1996) läßt sich die Schlucksequenz in vier Phasen unterteilen:

Prä-orale Phase
Mit der prä-oralen Phase beginnt die komplexe Schlucksequenz. Speise wird gesehen, gerochen, mit den Händen berührt, vor- und zubereitet und zum Mund geführt. Wir öffnen den Mund angepaßt an die Größe und Konsistenz dessen, was wir zum Mund führen.
Die Speichel- und Magensaftproduktion wird angeregt. Wir sind für den nächsten Schritt der Nahrungsaufnahme bereit.

Orale Phase
Die Speise ist abgebissen und/oder in den Mund geführt worden. Wir beginnen zu kauen. Dazu schieben Zunge und Wangen die Speise seitlich zwischen die Zähne, sie wird mit Speichel durchmischt und zu einem Bolus geformt. Der Geschmack der Speise kommt zur Entfaltung. Entlang der zentralen Zungenrinne wird der Bolus in die hintere Mundhöhle transportiert.

Pharyngeale Phase
Der Kopf ist beim Schlucken leicht flektiert.
Die Atemwege werden geschützt: Es kommt zum Verschluß des Nasen-Rachenraumes, Kehlkopf und Hyoid heben sich nach oben vorne, die Epiglottis kippt und die Stimmlippen und Taschenfalten schließen. Der Speisebolus wird durch den Rachen und Schlund zum oberen Ösophagussphinkter transportiert.

Ösophageale Phase
Der obere Ösophagussphinkter öffnet sich und erlaubt so den Eintritt des Speisebolus in die Speiseröhre. Durch peristaltische Bewegungen der Speiseröhre erfolgt der Transport des Bolus in den Magen. Der untere Speiseröhrensphinkter verhindert den Reflux des Mageninhaltes in den oberen Verdauungstrakt.

Die Phasen der Schlucksequenz im Überblick

1. Prä-orale Phase (Vorbereitung)
- Augen
- Arm und Hand
- Augen und Hand
- Hand und Mund
- Riechen

2. Orale Phase
- Beißen
- Kauen
- Bolusformung
- Transport des Nahrungsbolus entlang der zentralen Zungenrinne in die hintere Mundhöhle

3. Pharyngeale Phase
- Bolustransport durch Rachen und Schlund
- Unterbrechung der Atmung und Schutz der Atemwege; durch Anhebung des Larynx, Kippen der Epiglottis und Verschluß der Stimmlippen und Taschenfalten
- Pharyngeale Peristaltik

4. Ösophageale Phase
- Boluspassage durch den oberen Ösophagussphinkter
- Ösophageale Peristaltik
- Bolustransport in den Magen

Nach Kay Coombes, 1996 „Von der Ernährungssonde zum Essen am Tisch - Aspekte der Problematik, Richtlinien für die Behandlung" in „Wege von Anfang an", Lipp/Schlaegel, Neckar-Verlag.

1.3   Die Rolle des Ergotherapeuten im interdisziplinären Team

Das Arbeitsfeld der Ergotherapeuten in der Neurologie ist sehr breit gefächert. Dies spiegelt sich in der „Tätigkeitsbeschreibung Ergotherapie in der Neurologie" des Deutschen Verbandes der Ergotherapeuten wider. Ebenso steht ein umfassendes Spektrum an therapeutischen Behandlungsansätzen zur Verfügung. Warum nun auch noch die Therapie des Facio-Oralen Traktes?

Im Sinne der betroffenen neurologischen Patienten beschäftigen sich Therapeuten, Pflegepersonal und Ärzte zunehmend mit diesem noch kaum therapeutisch erschlossenen Feld. Teilweise beinhaltet die Rolle des Ergotherapeuten im interdisziplinären Team die klinische Beurteilung und die Anbahnung Facio-Oraler Funktionen. Die Übernahme dieser Aufgabe kommt in verschiedenen Einrichtungen auch anderen Berufsgruppen zu. Faktoren wie Eigenarten gewachsener Strukturen oder Kompetenz der Teammitglieder spielen dabei eine Rolle. Ergotherapeuten, die Alltagssituationen, wie Mundpflege und Essen, als Therapieinhalte bzw. -medien wählen, sollten auf jeden Fall über Grundkenntnisse der normalen Sensomotorik des Traktes sowie deren Beeinflussung verfügen.

Das moderne Berufsbild des Ergotherapeuten ist geprägt durch ein interdisziplinäres und alltagsbezogenes Arbeiten. Die Funktionen des Facio-Oralen Traktes, wie beispielsweise die orale Nahrungsaufnahme, gehören zu den unverzichtbaren, lebensnotwendigen Alltagsaktivitäten. In diesem Bereich der primären ADLs (activities of daily living) sind Ergotherapeuten ebenso beheimatet, wie in Handling und Therapie von Patienten nach dem Bobath-Konzept. Somit arbeiten viele Ergotherapeuten im lange Zeit vernachlässigten „Niemandsland" (Davies, 1994) Facio-Oraler Trakt.

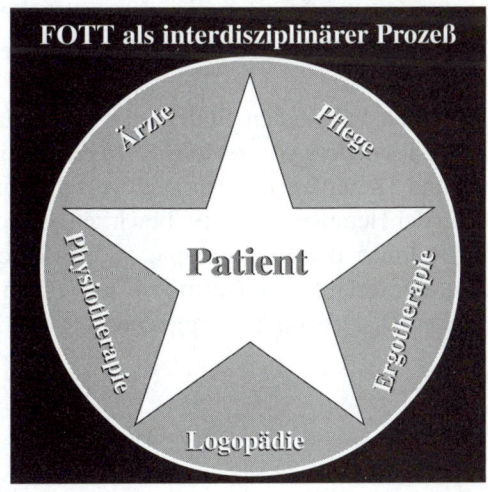

FOTT als interdisziplinärer Prozeß

Ärzte · Pflege · Patient · Physiotherapie · Ergotherapie · Logopädie

1.4   Die Fallstudien

Die Fallstudien beschreiben die Behandlung von zwei neurologisch erkrankten Männern im Rahmen der stationären Rehabilitation. Der Schwerpunkt in der Dokumentation des Therapieaufbaus und -ablaufes liegt hierbei auf der Behandlung der Störungen des Facio-Oralen Traktes.

Wir lernen im professionellen Umgang mit kranken Menschen, daß es nicht möglich und auch nicht sinnvoll ist, Patienten auf einzelne Funktionsbereiche zu reduzieren. Daher wird immer häufiger der Begriff **„ganzheitlich"** als Qualitätsmerkmal einer therapeutischen Herangehensweise hervorgehoben. In der Behandlung des Facio-Oralen Traktes wird angestrebt, die für neurologische Patienten typischen Störungen der Sensomotorik und der Wahrnehmung in die Therapie einzubeziehen. F.O.T.T. versteht sich als ganzheitliches Konzept, welches den neurologischen Patienten dort „abholt", wo er sich befindet. Selbst schwerste Störungen sind kein Ausschlußkriterium für eine den **Alltag** des Patienten verändernde Therapie. Dies wird vor allem in der Therapie von Herrn J. A. deutlich, in der zunächst die intensive Vorbereitung auf die Arbeit im Mund beschrieben wird. Hierbei fließt durch die Kooperation von Spezialisten (Ergotherapeutin und Physiotherapeutin) das lebendige **„interdisziplinäre Team"** mit ein. Je nach äußeren Gegebenheiten, wie z.B. Grunderkrankung des Patienten, sein Lebensumfeld, die Kompetenz und Kapazität des Patienten selbst, aber auch des betreuenden Personals bzw. der Angehörigen, werden verschiedene funktionserhaltende oder funktionsanbahnende Therapieziele angestrebt. Der Alltagsbezug der therapeutischen Arbeit mit J. A. und H. P. wird in der phasenbezogenen Zielsetzung deutlich.

In beiden Fallstudien finden sich einerseits die Grundsätze und Prinzipien der F.O.T.T. wieder. Andererseits ist zu erkennen, daß verschiedene Menschen (Patienten und Therapeuten), aber auch verschiedene therapeutische Settings Unterschiede in der Herangehensweise bewirken. Um diesen Vergleich der praktischen Arbeit im Rahmen der Ergotherapie zu ermöglichen, haben wir uns entschieden, die Therapieverläufe von Herrn J. A. und Herrn H. P. vorzustellen und in der abschließenden Diskussion zu vergleichen.

2 Fallstudie J. A.

2.1 Einführung

Die folgende Fallstudie beschreibt den Verlauf der Therapie des Facio-Oralen-Traktes in der ergotherapeutischen Behandlung eines 18 Jahre alten Mannes, der am 29.9.95 bei einem Verkehrsunfall schwer verletzt wurde.
Bereits 6 Wochen nach der Erstversorgung im Akutkrankenhaus konnte der Patient im Therapiezentrum Burgau aufgenommen werden. Sein Zustand war komatös, er atmete über eine geblockte Trachealkanüle und wurde vollständig über eine naso-gastrale Sonde ernährt.

Unter Punkt 2.2. der Fallstudie wird das Krankheitsbild der erworbenen Hirnschädigung erläutert.
Das Bobath-Konzept stellt die Grundlage der F.O.T.T. dar. Die Fallstudie legt hierauf ihren Schwerpunkt. Es werden aber auch die Ansätze des Wahrnehmungskonzeptes nach Affolter deutlich, da die komplexe Gesamtproblematik des Patienten nicht ohne Berücksichtigung seiner ausgeprägten taktil-kinästhetischen Wahrnehmungsstörungen verstanden werden kann. Dabei taucht insbesondere beim Befund das Problem auf, daß hier eine Terminologie verwendet wird, die dem nicht mit dem Affolter-Konzept vertrauten Leser Verständnisschwierigkeiten bereiten kann. Auf der anderen Seite würde es den Rahmen der Fallstudie sprengen, die unvertrauten Begriffe zu erläutern, zumal es das Kernanliegen beider Fallstudien ist, den grundsätzlich gleichen Behandlungsansatz zweier sehr unterschiedlicher Patienten aufzuzeigen.
Viele der Aussagen, die die Wahrnehmungsleistungen des Patienten betreffen, sind mit Beispielen verdeutlicht, so daß wir hoffen, daß sich der Leser - trotz der Hürde durch die Fachterminologie - ein lebendiges Bild von dem Patienten und seiner ergotherapeutischen Behandlung machen kann.

Der unter Punkt 2.3.2 aufgeführte Aufnahmebefund ist als ergo- und physiotherapeutischer Aufnahmebefund überschrieben. Im Therapiezentrum werden die ergo- und physiotherapeutischen Befundergebnisse zusammengetragen und von beiden Berufsgruppen gemeinsam vervollständigt. Auf diese Weise entsteht ein Befund, der die Gesamtproblematik des Patienten wiedergibt.

Die erste Behandlungsstunde durch eine Ergo- und eine Physiotherapeutin wird detailliert beschrieben. Zum einen gewannen beide Kolleginnen hier wichtige Informationen für die Befundaufnahme. Zum anderen erleichtert die genaue Beschreibung des therapeutischen Vorgehens auch dem mit der Behandlung schwerst Schädel-Hirn-Verletzter weniger vertrauten Kollegen eine Vorstellung von der praktischen Arbeit.

Die Verlaufsbeschreibung ist in drei Behandlungsabschnitte unterteilt. Im ersten Behandlungsabschnitt (Punkt 2.4.) geht es primär um die grundlegende Arbeit am Haltungshintergrund. Damit zusammen hing die Erarbeitung der Voraussetzungen für die im zweiten Abschnitt (Punkt 2.5.) beschriebene spezifischere Behandlung des Facio-Oralen-Traktes, die zum Aufbau der vollen oralen Nahrungsaufnahme führte. Der dritte und letzte Abschnitt (Punkt 2.6.) beginnt mit der Planung der Entlassung des Patienten und faßt in Kürze die erreichten Fortschritte zusammen.

An dieser Stelle möchten wir auf die Schwierigkeit hinweisen, die Entwicklung neurogener Schluckstörungen nach schwerem Schädel-Hirn-Trauma ohne Gesamtverlaufsbeschreibung eines Patienten aufzuzeigen. Ein komatöser Patient hat nahezu alle Voraussetzungen, die zur oralen Nahrungsaufnahme gehören, verloren. Erst eine in sich geschlossene Gesamtkonzeption, die von einem interdisziplinären Team realisiert wird, ermöglicht eine ganzheitliche Behandlung des Patienten. Seine Schluckstörung ist Teil einer komplexen Problematik, die Motorik, Sensorik, Perzeption und Kognition umfaßt. Verbesserte Funktion und Koordination des facio-oralen Traktes sind ohne allgemeine Verbesserungen in allen oben genannten vier Bereichen nicht zu verstehen. Zum Teil ist es unseres Erachtens gelungen, die Gesamtentwicklung des Patienten zum Ausdruck zu bringen. Uns ist aber auch bewußt, daß wesentliche Maßnahmen und Probleme, die zum Gesamtverständnis des Behandlungsverlaufes wichtig sind, hier ungenannt bleiben mußten, um den Fokus auf die Entwicklung der Nahrungsaufnahme möglichst prägnant zu halten. Hierzu gehört unter anderem ebenso die genaue Beschreibung der motorischen Entwicklung, welche die Kontrakturbehandlung mit einschließt, wie eine genauere Auseinandersetzung mit den erschwerenden Faktoren, wie der Rindenblindheit und den schweren epileptischen Anfällen des Patienten.

2.2 Der medizinische Hintergrund: Das Krankheitsbild der erworbenen Hirnschädigung

Einer erworbenen Hirnschädigung können verschiedene Ursachen zugrunde liegen.
Traumatische, vaskuläre und hypoxische Ursachen bilden die drei großen Gruppen erworbener Hirnschäden. In den ersten fünf Jahren des Bestehens des Therapiezentrums Burgau entfiel der größte Anteil der Patienten mit 58% auf Unfallopfer. An zweiter Stelle standen die Gehirnblutungen mit 19%, gefolgt von der Gruppe hypoxischer Patienten mit 11%. Die verbleibenden 12% verteilten sich auf Patienten mit anderen ursächlichen Hirnschädigungen, wie z.B. Ischämie, Entzündungen, Intoxikationen, Tumore und sonstige. (Lipp & Schlaegel, 1996)

Die Ausfälle nach einer schweren Hirnschädigung betreffen nahezu das gesamte Spektrum menschlicher Lebensfunktionen. Das bedeutet, daß sowohl sämtliche Sinnesfunktionen zur Aufnahme von Reizen und Informationen als auch die Möglichkeiten, sich der Mitwelt gegenüber auszudrücken und mitzuteilen, beeinträchtigt oder erloschen sind.
Die komplexeren Fähigkeiten wie Gedächtnis, Planen und Problemlösen kommen zum Erliegen. Auch das Vegetativum gerät in Dysregulation. Dies betrifft die Blase, das Verdauungssystem, die Atmung und das Herz-Kreislaufsystem.

Je nach Lokalisation und Umfang einer Hirnschädigung kommt es zum vollkommenen Verlust der willkürlichen Bewegungsmöglichkeiten. Die Patienten weisen abnormale Tonusverhältnisse auf und reagieren bei bestehendem Hypertonus in spastischen Beuge- und/oder Streckmustern, die therapeutisch unbeeinflußt zu Kontrakturen insbesondere der großen, aber auch der kleinen Gelenke führen.
Der Schluckakt kann so schwer gestört sein, daß Essen und Trinken unmöglich sind.
Oft treten auch Probleme beim Schlucken des eigenen Speichels auf und die Patienten atmen zu ihrer Sicherheit über eine geblockte Trachealkanüle. Die Ernährung über eine Sonde wird erforderlich.
Wenn sich ein Patient nach schwerer Hirnschädigung im Koma befindet, bedeutet dies jedoch nicht, daß er Reize von außen in keiner Weise mehr aufnehmen kann. In einem umfassenden, organisierten und adäquaten Reizangebot von außen liegt

die Grundlage für die Aktivierung des geschädigten, aber nicht zerstörten Gehirns, das aufgrund seiner Neuroplastizität in der Lage ist, neu zu lernen. Das Reizangebot sollte nicht abstrakt und ohne Geschehniszusammenhang sein, sondern aus alltäglichen, zielgerichteten Situationen bestehen, die zumeist die Möglichkeit bieten, daß alle Sinnesfunktionen angesprochen werden.

2.3 Aufnahmebefund

2.3.1 Auszug aus dem Arztbericht

Name:	J. A.
Alter:	18 Jahre
29.09.1995	Autounfall als Beifahrer
29.09.-08.11.	Akutklinik, Neurochirurgie
09.11.-14.11.	Therapiezentrum
15.11.-21.11.	Akutklinik, Neurochirurgie,
	OP Liquorfistel
22.11.95-13.01.1997	Therapiezentrum
14.01.1997	Entlassung nach Hause

Krankengeschichte

Herr A. verunglückte am 29.09.1995 bei einem Verkehrsunfall schwer. Er war primär bewußtlos und zeigte keine Reaktionen auf Schmerzreize. Seine Pupillen waren mittelweit und ohne Lichtreaktion.

Nachfolgende Operationen:
- 30.09.95 Bohrlochtrepanation und epidurale Hirndruckmeßsonde
- die Anlage eines Bohrloches; präcoronar links und eine externe Liquordrainage (01.10.-13.10.95), eine osteoklastische Craniotomie und die Entlastung eines Hygroms
- 23.10.95 Entfernung von Knochenfragmenten

Herr A. wurde aus dem Vorkrankenhaus mit folgenden **Diagnosen** im Therapiezentrum aufgenommen:

Polytrauma bei Verkehrsunfall vom 29.09.1995 :

- Offenes Schädel-Hirn-Trauma dritten Grades (ausgedehnte Kalottenimpressionsfraktur rechts parieto-temporal, Durazerreißung und Hirnlazeration, großer fronto-temporaler Kontusionsherd, Hydrocephalus internus, massive Otoliquorrhoe rechts)
- Claviculafraktur rechts
- Rippenserienfraktur 1-4 rechts

Vorgeschichte:
Diverse Frakturen (Schlüsselbein und Arm als Kind) und eine habituelle Patellaluxation links, wegen der er bereits vor 4 Jahren und zuletzt in diesem Jahr (1995) operiert wurde.

Sozialer und familiärer Hintergrund:
Herr A. lebte mit seinem neunjährigen Bruder bei seinen Eltern zu Hause. Er begann nach der Schule eine Ausbildung zum Industriemechaniker und befand sich zum Unfallzeitpunkt im dritten Lehrjahr. In seiner Freizeit spielte er Fußball und betrieb Leistungssport, den er jedoch aufgrund seiner Knieprobleme aufgeben mußte.

2.3.2 Ergo- und physiotherapeutischer Aufnahmebefund vom 9.-16.11.95

1.a) Bisheriger Behandlungsverlauf
Aus dem Pflegeverlegungsbericht des Vorkrankenhauses ging hervor, daß der Patient auf der Intensivstation in beiden Seitlagen, auf dem Rücken und im Liegesessel gelagert wurde.

1.b) Allgemeiner Eindruck des Patienten
Herr A. machte einen komatösen Eindruck und reagierte nicht auf Ansprache. Sein linkes Auge war geöffnet, während das rechte Auge vollständig geschlossen blieb (Ptose). Kopfbewegungen in Anspracherichtung, Blickkontakt oder Blickfolgebewegungen mit dem linken Auge waren nicht zu beobachten. Der Patient wirkte sehr verspannt und auf dem Monitor sah man eine deutliche Tachycardie. Er war vegetativ instabil. Er war in einem guten Allgemein- aber reduzierten Ernährungszustand.

Herr A. atmete über eine geblockte Trachealkanüle (Rüsch Gr. 8) und war mit einer nasogastralen Sonde, einem suprapubischen Blasenkatheter und einem arteriellen Katheter in der linken Leiste versorgt.
Am Kopf zeigten sich zahlreiche Operationsnarben.

2.) Beurteilung der Wahrnehmungsleistungen anhand vom allgemeinen Verhalten in problemlösenden Alltagsgeschehnissen

Sehen: *Der Droh-Blinzelreflex war nicht zu provozieren. Seine Pupillen reagierten rechts nicht und links nur träge auf Licht. Weder Personen noch Gegenstände wurden von Herrn A. fixiert. Es machte nicht den Eindruck, als ob er optische Eindrücke aufnehmen würde.*

Medizinische Diagnostik: Die ersten VEP's (Visuelle-evozierte Potentiale) vom 29.11.95 gaben Anlaß zu der Annahme, daß die zentrale Sehbahn zumindest teilweise intakt war.

Hören: *Herr A. reagierte nicht auf Ansprache. Klatschte man neben ihm in die Hände, kam es zur Blinzelreaktion links und zu einem leichten Zucken des geschlossenen rechten Augenlides.*
Die Beobachtungen im Alltag ergaben keine weiteren Hinweise darauf, ob der Patient verbale und/oder akustische Informationen aufnehmen und/oder verarbeiten konnte.

Medizinische Diagnostik: In den ersten AEP's (Auditive-evozierte Potentiale) vom 29.11.95 fanden sich keine sicher reproduzierbaren Potentiale; was zusammengenommen mit den klinisch-neurologischen Befunden für das Vorliegen einer schweren Hirnstammkontusion sprach.

Schmecken/Riechen: *Ob der Patient schmecken und riechen konnte, ließ sich aufgrund seines komatösen Zustandes nicht sagen. Bedingt durch die Trachealkanüle konnte er keine olfaktorischen/geruchlichen Stimuli aufnehmen.*

Spontanes Organisationsmuster: *Herr A. konnte sich nur in einem stereotypen Muster bewegen. Während der therapiefreien Zeiten wurde er überwiegend im Bett gelagert. Schon kurze Zeit nach einer Lagerung zeigte er große Spannung im ganzen Körper, die sich besonders im linken Bein und Arm ausprägte. Es kam dabei nur zu minimalen Veränderungen der Beziehung zwischen seinem Körper und der Umwelt. Wir schlußfolgerten daraus, daß Herr A. Informationen überwiegend in einem **kinästhetischen** Muster suchte. Durch die nahezu fehlende Veränderung zwischen seinem Körper und der Umwelt konnten wir von einem „fading out" ausgehen.*

Interaktionseinheiten: *Indem der Patient auf der Matratze seines Bettes lag, berührte er diese Unterlage zwar mit seinem Körper, konnte seine Lage jedoch nicht verändern und kam so spontan nicht zum „Berühren". Er konnte erst pflegerisch geführt überhaupt zum Berühren gebracht werden.*

Spontaner Informationsquellenwechsel: *Sowohl klinische Beobachtung als auch medizinische Diagnostik legten die Vermutung nahe, daß Herr A. weder visuelle noch auditive Informationsquellen nutzen konnte. Im **taktil-kinästhetischen** Wahrnehmungsbereich verblieb der Patient in spontanen Situationen in seiner großen Körperspannung, die sich z.B. beim Gähnen oder Husten weiter verstärkte. **Taktile** Information konnte von ihm nicht gesucht werden. Von einem spontanen Wechsel der Informationsquellen konnte also nicht gesprochen werden.*

Fremdberührung und Bewegtwerden: *Berührte man Herrn A. zur Begrüßung an der Schulter, so ließ sich auf dem Monitor ein Anstieg der Pulsfrequenz beobachten, der bei verbaler Begrüßung ohne Berührung ausblieb. Passive Bewegungen, die Extremitäten wie auch den Körper des Patienten von der Unterlage weg bewegten und die ohne vorherige Informationssuche durchgeführt wurden, lösten beim Patienten einen Anstieg der Herzfrequenz und der Muskelspannung aus.*
Beispiel: Der Versuch, in Rückenlage seine Arme durch die Luft zu bewegen, führte zu einem Anstieg der Herzfrequenz und zur Zunahme der Muskelspannung in den Armen, die sich weiter verstärkte, je schneller man vorging. Der Versuch, die Beine von der Unterlage aus anzubeugen, führte zu einer noch deutlicheren Zunahme der Muskelspannung.

Spontanes Planen und Problemlösen: *Der Patient zeigte keine Ausführungsleistungen. Spontanes Planen und Problemlösen konnten also nicht beobachtet werden.*

Planungsstufe: *Durch die fehlenden Ausführungsleistungen des Patienten war eine Einstufung nicht möglich.*

Gedächtnis: *Etwaige Gedächtnisleistungen des Patienten konnten zum Aufnahmezeitpukt nicht beurteilt werden.*

Reaktionen des Patienten beim
a) beiläufigen Führen: *Schnelles Bewegen des Patienten sowie Bewegungen durch die Luft führten zu einem deutlicheren Anstieg der Muskelspannung als langsame Bewegungen über eine feste Unterlage. Beiläufig geführte Geschehnisse beschränk-*

ten sich in der Zeit der Befundaufnahme auf kleine Teilschritte innerhalb der Selbsthilfe. So wurde ihm z.B. der Waschlappen über die Hand gezogen und diese dann über den Körper mit kleinen Waschbewegungen geführt; die Hand mit der Zahnbürste darin zum Zähneputzen geführt; beim T-Shirt-über-den-Arm-streifen die Hand geführt.

b) pflegerischen Führen: *Bei den täglichen Verrichtungen wie Waschen, Anziehen, Windelwechsel, an der Bettkante aufsetzen, Transfer etc. wurde Herr A. pflegerisch geführt.*
Wir verwendeten Packs (Schaumstoffrechtecke) als stabile Seite, die besonders in höheren Ausgangsstellungen unbedingt nötig war. Bewegungen wurden langsam an der Unterlage/Seite durchgeführt. Die Spannung, insbesondere in den Extremitäten, ließ dabei nach. Wir beobachteten ebenfalls, daß bei der Informationssuche an der betreffenden Extremität die Spannung nachlassen konnte.
Beispiel: „das pflegerisch geführte Anziehen einer Hose".
Auf der linken Seite wurde die Hose über den Fuß gestreift. Die anschließende Informationssuche zwischen Bein und Unterlage/Seite (Pack) ging bis zum Oberkörper/Arm hinauf. Ein Nachlassen der Spannung war spürbar. Darauf folgte das Überstreifen des Hosenbeins über den rechten Fuß und mit einem leichten Anbeugen des rechten Beines wurde das Hosenbein über die Ferse gestreift, das Bein anschließend auf die Unterlage wieder abgelegt. Hierbei war kein Widerstand spürbar.
Diese Reaktionen traten beim pflegerischen Führen regelmäßig auf. Wir schlossen daraus, daß es durch das pflegerische Führen zu einem Wechsel der Informationsquellen kam.

c) intensiven Führen: *Der Patient brauchte in höheren Ausgangsstellungen maximale Unterstützung, um nicht umzufallen. Sein Kopf mußte ständig gehalten werden, um nicht auf die geblockte Trachealkanüle zu drücken. Auch in halbliegender Position im Bett oder auf einer Therapiebank erwies sich das intensive Führen, bedingt durch das stark erschwerte Handling, als zu schwierig und aufwendig. Wir sahen zunächst von einer Beurteilung ab.*

Komplexeste Interaktionseinheit: *Dem Patienten konnten Gegenstände in direkte Nachbarschaft gebracht werden, z.B. die Zahnbürste in die rechte Hand gegeben werden. Herr A. kam pflegerisch oder beiläufig geführt zum „Umfassen".*
Da keine verbale, non-verbale oder schriftliche Kommunikation mit dem Patienten möglich war, konnte eine entsprechende Aufarbeitung geführter Geschehnisse nicht erfolgen, bzw. nicht beurteilt werden. Wir beschränkten uns darauf, das jeweilige

2

Geschehnis kurz verbal zu kommentieren. Beispiel: Nachdem eine lange Hose angezogen war: „Jetzt hast du deine graue Hose an."

3.) Was kann der Patient in Bezug auf seine Selbständigkeit?

Herr A. atmete spontan.

4.) Was kann der Patient nicht in Bezug auf seine Selbständigkeit?

Er konnte sich nicht bewegen, also nicht von sich aus seine Lage verändern. Er hatte weder Rumpf- noch Kopfkontrolle. Herr A. war bei allen Alltagsverrichtungen auf maximale Hilfe angewiesen.

5.) Wie ist der Tonus des Patienten?

Der Tonus im gesamten Körper war erhöht. Die linke Rumpfseite zog in Verkürzung, entsprechend war die rechte Seite verlängert. Der Kopf ließ sich gegen mittleren Widerstand nach links drehen und war frei nach rechts. Die Lateralflexion war ebenfalls nach links nicht frei. Der rechte Arm zeigte ein ausgeprägtes Streckmuster und ließ sich nur gegen starken Widerstand beugen. Der linke Arm wurde in einem Flexionsmuster gehalten und man spürte einen starken Widerstand in die Extension. Sein linkes Handgelenk wurde in Dorsalextension bei gefausteten Fingern gehalten. Wohingegen der rechte Arm in Flexion fixiert war und die rechte Hand im Handgelenk gebeugt wurde.

Es bestand in beiden Beinen ein ausgeprägtes Extensionsmuster mit Spitzfußstellung und Supination beider Füße.

Insgesamt überwog der Tonus in die Extension, wodurch eine sitzende Position mit Oberkörpervorlage erschwert war.

6.) Zeigt der Patient assoziierte Reaktionen?

Beim Husten, Gähnen und Bewegtwerden traten assoziierte Reaktionen im linken Bein und linken Arm auf. Der Strecktonus nahm zu. Im rechten Arm stieg die Beugespannung und im rechten Bein zeigte sich ein Muskelzittern.

7.) Hat der Patient Kontrakturen?

Es bestanden beidseits Kontrakturen der Sprunggelenke in Spitzfußstellung (links > rechts).

8.) Zeigt der Patient Gleichgewichtsreaktionen?

Herr A. zeigte in keiner Ausgangsstellung Anzeichen von Gleichgewichtsreaktionen.

9.) Wie liegt der Patient?

Herr A. konnte nur mit Unterstützung in beide Seitenlagen und in die Bauchlage kommen.

Bei der Lagerung auf die Seite mußte er durch Lagerungsmaterial abgestützt werden.

In der Bauchlage mußte der gesamte Körper mit Packs (Schaumstoffrechtecke) so unterlagert werden, daß die lang vorstehende Kanüle Raum zwischen zwei Packs hatte und nicht abgedrückt wurde.

In Rückenlage zeigte der Patient folgendes Erscheinungsbild:

Der LWS-Bereich war hyperlordosiert. Die linke Rumpfseite war verkürzt, entsprechend rechtsseitig verlängert. Das Becken war links nach ventral, rechts nach dorsal rotiert.

Sein Kopf war nach rechts geneigt und gedreht, was sich auf der Unterlage jedoch leicht verändern ließ.

Seinen linken Arm hielt der Patient im Extensionsmuster angespannt, die Finger waren gebeugt. Der rechte Arm war in der Schulter innenrotiert, adduziert und im Ellenbogengelenk ca. 110° gebeugt, so daß die leicht gebeugten Finger seiner rechten Hand die linke Schulter berührten. Beide Beine waren ausgestreckt, wobei sein linkes Bein stark in Extension angespannt war. Beidseits lag eine Spitzfußstellung vor (Plantarflexion und Supination).

10.) Wie sitzt der Patient, wie setzt er sich spontan hin?

Herr A. mußte passiv von zwei Personen aufgesetzt und gehalten werden. Freies Sitzen war nicht möglich. Die erste Person übernahm das Hochkommen mit dem Oberkörper, während die zweite Person beide Beine gebeugt aus dem Bett führte und darauf achtete, daß insbesondere das linke Bein nicht wieder ins Extensionsmuster spannte. Der Patient konnte mit beiden Beinen gebeugt sitzen, wenn er zuvor pflegerisch geführt, aufgesetzt wurde. Es kam jedoch öfters zu einer Tonuszunahme im linken Bein, so daß das Bein in Streckung geriet. Beide Füße berührten den Boden nur mit den Zehenspitzen.

Sein Becken war nach hinten gekippt, er drückte gegen ein in seinen Rücken gestelltes Pack nach hinten und hatte das meiste Körpergewicht über der rechten Hüfte. Sein linker Arm war innenrotiert, adduziert und so weit im Ellenbogen gebeugt, daß seine linke Hand auf Hüfthöhe auf seinem rechten Oberschenkel auflag. Dabei hielt er die linke Hand im Handgelenk angespannt in Dorsalextension mit gebeugten Fingern.

Den rechten Arm hielt er innenrotiert, im Ellenbogengelenk in ca. 120° gebeugt und supiniert, so daß seine gefausteten Finger, ebenso wie sein in Beugung fallender Kopf auf die Trachealkanüle drückten. Wurde der Kopf passiv aufgerichtet und in Mittelstellung gebracht, zog sein Kopf in leichte Lateralflexion und Rotation nach rechts. Bei Bewegungen aus der Mittelstellung heraus, spürte man einen leichten Widerstand gegen die Drehung nach links.

11.) Wie wird der Transfer durchgeführt?

Es wurde ein tiefer Transfer vom Bett in den Rollstuhl mit zwei Personen in mehreren Schritten durchgeführt. Beim Vorbeugen des Oberkörpers spürte man Widerstand. Herr A. hatte Schwierigkeiten, die Informationsquellen zwischen seinem Rücken und dem Pack zu verlassen. Deshalb legten wir zwei Kissen auf seine Oberschenkel und seinen Kopf auf unsere Schulter. Die Arme wurden gebeugt auf das Kissen gelegt. Auf diese Weise konnten wir seinen Oberkörper besser nach vorne beugen. Während die erste Person ihn nach vorne beugte, schob die zweite Person Herrn A. am Gesäß über die Unterlage in Richtung Rollstuhl. Zwischen den einzelnen Schritten des Transfers mußten die Füße nachgestellt werden, um ein Umknicken der Sprunggelenke zu verhindern. Herr A. konnte über beide Seiten umgesetzt werden.

Aus folgenden Gründen wählten wir diese Art des Transfers: Zum einen wollten wir vermeiden, daß der Patient in sein Extensionsmuster beim Verlassen der Unterlage geriet, zum anderen konnte, wegen der Gefahr des Umknickens, nicht das volle Körpergewicht auf die beiden Spitzfüße gebracht werden.

12.) Wie steht der Patient, wie steht er spontan auf?

Herrn A. wurden im Liegen zwei dorsale Gipsschienen angewickelt. Drei Personen waren notwendig, um ihn passiv hinzustellen. Eine Person nahm den Oberkörper und Kopf beim Hochkommen zum Sitz an der Bettkante, die beiden anderen führten die Beine aus dem Bett, stellten die Füße in der bestmöglichen Position auf dem Boden auf und verhinderten durch Gegenhalt an den Sprunggelenken, daß der Patient von der Bettkante rutschte. Der Therapeut am Oberkörper setzte sich nun hinter den Patienten in das Bett. Indem er schrittweise das Bett höher stellte, konnten die Füße entsprechend, ohne den Boden verlassen zu müssen, nach hinten gesetzt werden, bis der Patient annähernd senkrecht stand. Aus dieser Ausgangsstellung wurde Herr A. für den senkrechten Stand mobilisiert. Die zwei anderen Therapeuten korrigierten, soweit möglich, die supinierten Spitzfüße und die Innenrotation des linken Beines. Das senkrechte Stehen war nur für wenige Minuten möglich. Linksseitig zeigte sich ein deutliches Extensionsmuster des Armes mit adduzierter Schulter, wohingegen der rechte Arm in leichter Flexion im Ellenbogen und leichter Abduktion im Schultergelenk gehalten wurde.

In der ersten Zeit wurde mit Herrn A. unter Monitorüberwachung im Zimmer gestanden.

13.) Wie geht der Patient?
Herr A. konnte nicht gehen.

14.) Wie fährt der Patient im Rollstuhl?
Zum passiven Transport zwischen Zimmer und Therapieräumen wurde Herr A. in einen Aktiv-Rollstuhl mit hohem Rückenteil gesetzt. Auf dem Rollstuhltisch erhöhten zwei Packs die Armauflage und gaben dem instabilen Rumpf des Patienten von vorne mehr Halt. Zusätzlich mußte die symmetrische Rumpfaufrichtung vom Therapeuten seitlich gestützt werden.
Für Spazierfahrten mit den Angehörigen wurde er in einen Pflege- oder Passiv-Rollstuhl gesetzt, um eine bessere passive Unterstützung gewährleisten zu können. Zusätzlich wurde ihm ein festes Schlauchkissen um den Oberkörper gelegt, um seinen Armen mehr Auflagefläche zu geben. Um den Angehörigen die Haltearbeit an Kopf und Rumpf abzunehmen, konnte der Rollstuhlsitz in sich nach hinten gekippt werden.

2

Befund des Facio-Oralen Traktes 9.-12.11.95

Kommunikation: *Weder non-verbale noch verbale Kommunikation waren mit Herrn A. möglich.*

Visueller Befund des Gesichtes und des Mundes:
Ausgangsstellung: Langsitz
Sein rechtes Auge war geschlossen (Ptose). Über dem rechten Auge verlief eine ca. 3 cm lange Narbe. Gelegentlich verschob er den Unterkiefer zähneknirschend nach rechts und fixierte ihn dort für eine Weile. Der Kiefer ließ sich jedoch passiv wieder lösen.
Sein Gesicht zeigte keine Asymmetrien.
Speichel lief dem Patienten von Zeit zu Zeit in größeren Mengen aus dem Mund. Zungenbewegungen waren nicht zu beobachten.
Im Mund zeugten Bißmarken an der rechten Unterlippe und in der linken Wange von zeitweise starkem Tonus in den Kieferschließern.
Seine Zähne waren in gutem und gepflegtem Zustand, das Zahnfleisch - soweit erkennbar - gut durchblutet. Der Mundinnenraum konnte nicht ausführlich untersucht werden, da Herr A. den Mund spontan nur beim Gähnen öffnete. Mit Hilfe von Fazilitation war es möglich, seinen Mund ca. 1 cm zu öffnen. Seine Zunge war leicht belegt und lag breit und plump im Mund.

Taktiler Befund des Gesichtes und des Mundes:
Ausgangsstellung: Langsitz

Der Patient reagierte auf die taktile Untersuchung des Gesichtes und des Mundes mit Überempfindlichkeitsreaktionen. (Wir vermuteten, daß er aufgrund seines komatösen Zustandes die Verrichtungen an ihm und um ihn herum nicht einordnen konnte.) Der Tonus in den Armen stieg und er drehte den Kopf weg. Die Reaktion war um so ausgeprägter, je zentraler man sein Gesicht bzw. seinen Mund berührte. Das äußere Gesicht zeigte normale Tonusverhältnisse. Der Wangentonus war beidseits erhöht, rechtsseitig stark, linksseitig leicht.
Zunge und Zungengrund fühlten sich eher weich und hypoton an.

Schluckakt:

Zur Beurteilung des Schluckens wurde die Trachealkanüle entblockt, um die hemmende Wirkung auf die Beweglichkeit des Rachen- und Kehlkopfbereiches zu mindern. Während der Zahnfleischstimulation kam es zu Schmatzautomatismen. Zunge und Kiefer konnte der Patient nur zusammen bewegen. Er schluckte seinen Speichel erst nach längerer Fazilitation, dabei stieß die Zunge leicht nach vorne. Trotz der Kanüle war keine augenfällige Einschränkung der Kehlkopfelevation festzustellen. Dadurch war jedoch nicht ausgeschlossen, daß sich die Kanüle als mechanisches Hindernis auswirkte, besonders wenn sie geblockt war.
Hinweise auf Aspiration seines Speichels ergaben sich klinischerseits nicht. Sein Atem klang geräuschlos und nicht belegt. (Ein brodelndes, „feucht" klingendes Geräusch beim Atmen hätte als Aspirationszeichen gewertet werden können.) Ebenso gab es klinischerseits vorläufig keine Hinweise auf Sensibilitätsprobleme im Rachen- und Kehlkopfbereich.
Eine abnormale Reflexaktivität, wie z.B. Saug- oder Beißreflex, war nicht zu beobachten.
Der Hustenreflex war vorhanden, erschien jedoch - abgesehen vom Reiz, den das gelegentliche Absaugen unterhalb der Kanüle hervorrief - nicht effizient genug. Nach dem Husten erfolgte kein spontanes Schlucken.
Herr A. war in der prä-oralen, oralen und pharyngealen Phase maximal beeinträchtigt. Zur Beurteilung und Entwicklung der Schlucksequenz siehe auch Punkt 2.7.1.

Eine apparative Diagnostik, wie z.B. die Rhinolaryngoskopie oder die Videofluoroskopie, war aus unserer Sicht zum gegenwärtigen Zeitpunkt nicht erforderlich.

2.4 Erster Behandlungsabschnitt Erarbeitung von Grundvoraussetzungen zur oralen Nahrungsgabe
09.11.95-25.03.96

Aus der Befundaufnahme ergaben sich die nachfolgenden Hauptprobleme:

1) Tonus:
   a) Abnormale Tonuserhöhung
      Verstärkung der Tonuserhöhung bei passivem Bewegtwerden ohne vorherige Suche nach Spürinformationen, die auf taktil-kinästhetische Wahrnehmungsstörungen schließen läßt
   b) Keinerlei Rumpf- und Kopfkontrolle
   c) Keinerlei Willkürmotorik

2) Kontrakturen in beiden Sprunggelenken
   Kontrakturgefährdung der anderen Gelenke

3) Geblockte Trachealkanüle

4) Überempfindlichkeit des Gesichts- und Mundbereiches

Aus den Hauptproblemen ergaben sich folgende Ziele:

Zu 1) Tonusregulierung
   a) Angepaßter Tonus bei passivem Bewegtwerden
   b) Aufbau von Rumpf- und Kopfkontrolle
   c) Willküraktivität

Zu 2) Freie Beweglichkeit beider Sprunggelenke bis mindestens 90°, Kontrakturprophylaxe der anderen Gelenke

Zu 3) Silberkanüle, Dekanülierung, Speichelschlucken, effektives Husten

Zu 4) Verbesserung der Toleranz gegenüber Berührungen im Gesicht und Mund; Entwicklung von Verständnis für die alltäglichen Grundverrichtungen, wie z.B. die Mundhygiene

Die Punkte 1 und 4 gehören zu dem übergeordneten Ziel der Reorganisation der Wahrnehmungsleistungen.

Vorüberlegungen zum Behandlungsplan bei Therapiebeginn:

Aufgrund der vegetativen Instabilität des Patienten sollte er vorläufig überwiegend im Zimmer mit Monitorüberwachung behandelt werden.

Es mußte davon ausgegangen werden, daß der Bezug zwischen seinem Körper und der Umwelt sehr stark gestört war. Dies hat erfahrungsgemäß einen großen Einfluß auf die Ausprägung abnormaler Tonusverhältnisse.

Durch die bestehenden Kontrakturen beider Sprunggelenke und die abnormalen Tonusverhältnisse drohte eine weitere Ausprägung der Kontrakturen.

Primäre Bedeutung käme deshalb zum einen der Qualität der Lagerungen zu, zum anderen der Art, **wie** er berührt und bewegt würde.

Um den Patienten in höheren Ausgangsstellungen behandeln zu können, würden für die Behandlungen zwei, für das Stehen drei Therapeuten erforderlich sein. Soweit organisatorisch möglich, müßten die ergo- und physiotherapeutischen Stunden aus folgenden Gründen hintereinandergelegt werden:

1. Vermeidung von Zeitdruck, z.B. beim therapeutischen Waschen und Anziehen;
2. Ausnutzen der dann bereits angepaßten Tonusverhältnisse in einer weiteren Therapiestunde;
3. Sinnvoller Übergang von einem Geschehnis zum nächsten.

Von seiten der Ergotherapie sollte zunächst 3/4 der vorhandenen Behandlungskapazität auf die Therapie des Facio-Oralen Traktes verwendet werden, da es realistisch erschien, daß der Patient in absehbarer Zeit über eine Silberkanüle atmen würde. 1/4 der Behandlungskapazität sollte auf die ADLs (Activities of daily living /Aktivitäten des täglichen Lebens), wie z.B. das therapeutische Waschen und Anziehen, verwendet werden.

Aus physiotherapeutischer Sicht mußte zur Einschätzung der Kontrakturen beider Sprunggelenke und der Tonusentwicklung täglich mit dem Patienten gestanden werden. Eine redressierende Gipsserie zur Behandlung der Kontrakturen erschien in Zukunft erforderlich.

Diese sollte jedoch zeitlich etwas zurückgestellt werden, um den Patienten mit seinem Potential zum einen besser kennenzulernen und ihm zum anderen die Möglichkeit zu geben, mit der Art unseres Handlings vertraut zu werden.

Maßnahmen:

- Beiläufig und pflegerisch geführter Einsatz des ganzen Körpers in den ADLs;
- Pflegerisch geführte Lagewechsel in physiologischen Bewegungsmustern;
- Kontrakturbehandlung und Mobilisation, u.a. durch tägliches Stehen mit Gipsschienen;
- Erarbeiten der bestmöglichen Sitzposition zur Hemmung des Extensionsmusters;
- Berühren und Bewegen der Hände im Behandlungsrahmen des Facio-Oralen Traktes;
- Einbezug der Hände in die prä-orale Phase;
- Anwendung der Kieferkontrollgriffe, u.a. für die Stabilität des Kiefers;
- Mundstimulation unter Berücksichtigung der Überempfindlichkeit und zur Vorbereitung vor dem Zähneputzen;
- Entblockungsversuche der Kanüle, Abdeckversuche in sitzender Ausgangsstellung bei korrigierter Kopfposition und Atemunterstützung.

2

Erste Behandlungsstunde
Ergo- und Physiotherapeutin behandeln den Patienten gemeinsam

Herr A. wurde **am 09.11.1995** zur neurologischen Frührehabilitation im Therapiezentrum aufgenommen und in ein Intensivzimmer gelegt.
Am Aufnahmetag standen ärztliche und pflegerische Maßnahmen im Vordergrund. Der arterielle Zugang in der linken Leiste wurde entfernt und mit einem Druckverband versorgt.
Der Patient wurde monitorüberwacht.
An diesem Tag begleitete die Ergotherapeutin die Stationsärztin zu Herrn A. und konnte bei deren Untersuchung die im Aufnahmebefund unter 1.b) beschriebenen ersten Eindrücke sammeln. Nach Abschluß der ärztlichen Aufnahmediagnostik begann am nachfolgenden Tag die Behandlung durch die zuständigen Ergo- und Physiotherapeuten. Als sie am Morgen zu Herrn A. ins Zimmer kamen, war er auf der linken Seite gelagert, hatte beide Augen geschlossen und reagierte nicht auf Ansprache. Obgleich er zu schlafen schien, zeigten seine Beine eine erhöhte Spannung. Ziel dieser ersten Stunde war es, Herrn A. an der Bettkante aufzusetzen, mehr über seine Haltungs- und Bewegungsmöglichkeiten zu erfahren und seinen Mund zu untersuchen. Aufgrund der bereits sichtbar erhöhten Spannung in seinen Beinen entschieden sich die beiden Therapeuten, den Abbau der Lagerungsmate-

rialien pflegerisch geführt vorzunehmen. Damit beabsichtigten sie, den Patienten von der ersten Berührung an in das Geschehnis einzubeziehen und ihm somit ein sicheres Gefühl zu geben.

Nachdem sich die Therapeuten noch einmal vorgestellt hatten, sagten sie ihm, was sie zu tun beabsichtigten. Die nötigen Absprachen zwischen beiden Therapeuten erfolgten in einer ruhigen, konzentrierten Atmosphäre. Die Spannung in seinen Beinen nahm beim Wegnehmen der einzelnen Kissen und Packs zunächst zu. Nachdem das rechte Bein des Patienten leicht gebeugt nur noch auf einem Pack lag, und er sein linkes Bein stärker mit Spannung in Innenrotation und Adduktion streckte, wurden zunächst beide Beine in mehr Hüftbeugung geführt, um dann auch das linke Bein leichter im Knie beugen zu können. Bei diesem Vorgang bewegten wir sein rechtes Bein mit dem Pack zusammen. Dies geschah zum einen, um die stabile Unterlage nicht verlassen zu müssen und zum anderen, um die hemmende Abduktion in der Hüfte gegen das Streckmuster nicht aufgeben zu müssen. (Abb. 1 u. 2)

Nachdem rechtsseitig eine Hüftbeugung von ca. 90° erreicht war und das linke Bein bis zum Kontakt mit der ventralen Oberschenkelseite am Pack mitgeführt wurde, holten wir den Oberkörper des Patienten etwas näher zu uns heran. Daraufhin konnte sein rechtes Bein noch weiter angebeugt werden. Erst als wir jetzt den ganzen Körper des Patienten durch Vorziehen am Gesäß in Beugung führten, konnte sein noch immer maximal gestrecktes linkes Knie langsam in Beugung geführt werden. Nun ließen sich beide Beine in 90° Hüft- und Knieflexion übereinander führen, so daß das letzte Pack entfernt werden konnte.

Vorbereitend für die nachfolgende sitzende Position stellten wir einen großen Schaumstoffwürfel in das Bett, der durch das uns gegenüber liegende Bettgitter gehalten wurde. Ein Therapeut führte die gebeugten Beine des Patienten näher an die Bettkante. Danach ließ der andere das Bett in der Höhe herunterfahren und stellte das Kopfteil etwas höher. So war es zum einen für den Therapeuten leichter, den Oberkörper des Patienten hochzunehmen, zum anderen wurde die Unterlage durch das Hochstellen des Kopfteiles zur stabilen Seite und mußte für das Erreichen der Senkrechten nur kurz verlassen werden. Erst während des Aufsetzens öffnete J. A. sein linkes Auge. Ein weiteres Pack mußte vor den Würfel geschoben werden, damit Herr A. daran angelehnt von der sich auf den Würfel setzenden Therapeutin gehalten werden konnte. Im Sitzen bot der Patient das Bild, das unter Pkt. 10 im Aufnahmebefund beschrieben wurde (Abb. 3).

Im weiteren Verlauf der Stunde interessierte die Therapeuten, ob ein Tisch zur Armauflage vor dem Patienten zur Erhöhung des taktilen Inputs, die hohe Muskelspannung im ganzen Körper beeinflussen würde. Die klinische Erfahrung läßt auf einen Zusammenhang zwischen stabiler Umwelt und einer Tonusnormalisierung schließen. Die Tonusnormalisierung entsteht als Reaktion auf taktilen Input im Sinne eines Wechsels der Informationsquellen.

Ein Tisch wurde vor den Patienten geschoben. Ein Therapeut setzte sich vor den Patienten auf den Tisch und konnte ihm so am Oberkörper rechts und linksseitig Halt mit den eigenen Beinen geben. Diese Position erlaubte auch die Arbeit an den Schulterblättern, der Rumpfrotation und der Gewichtsverlagerung von rechts nach links. Beide Arme des Patienten konnten nach vorne gebracht werden und seitlich neben den Oberschenkeln des Therapeuten auf dem Tisch abgelegt werden. Den Kopf des Patienten konnte der Therapeut, wenn er sich vorbeugte, mit seinem Brustbein stützen. Die Spannung insbesondere der oberen Extremität ließ deutlich nach. Die gefausteten Finger der linken Hand öffneten sich. Der zweite Therapeut setzte sich erneut hinter den Patienten auf das Pack und schob seinem Kollegen ein Kissen auf die Oberschenkel, so daß der Kopf des Patienten darauf seitlich abgelegt werden konnte, und die Kanüle frei blieb (Abb. 4). Nun konnte er mit der Untersuchung des Gesichtes und des Mundes beginnen.

Auch wenn diese Ausgangsstellung für die Arbeit im Gesicht und im Mund nicht optimal war, konnten doch erste Befunde zu Tonus, Sensibilität und zum Schluckakt gemacht werden. Sie sind dem „Taktilen Befund des Mundes" zu entnehmen. Am Ende dieser Stunde wurde Herr A. zurück ins Bett gelegt und auf der rechten Seite gelagert.

2

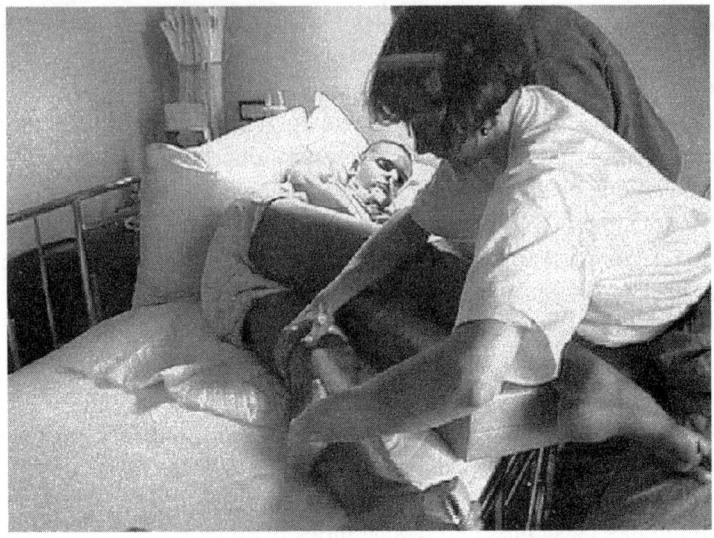

Abb. 1 (Videoprint): Vorbereitung zum Sitz an der Bettkante: Der Strecktonus beider Beine ist noch sehr hoch. Das rechte Bein liegt noch auf der Unterstützungsfläche, einem stabilen Pack.

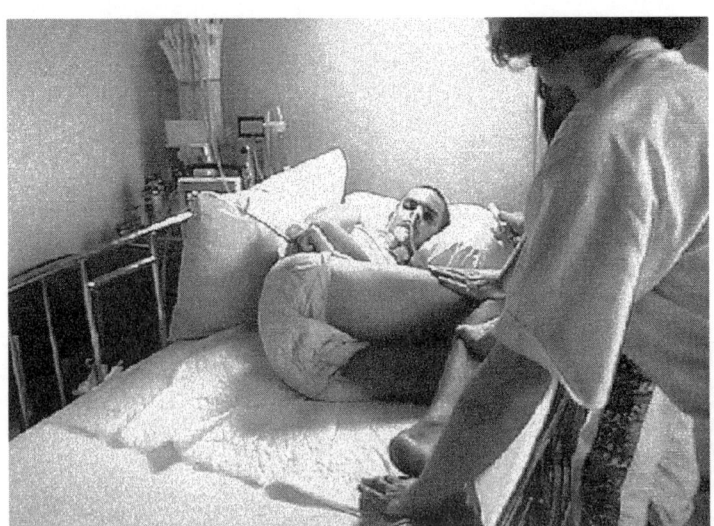

Abb. 2 (Videoprint): Beide Beine lassen sich bei verstärkter Hüftbeugung langsam im Knie anbeugen und das Pack kann entfernt werden.

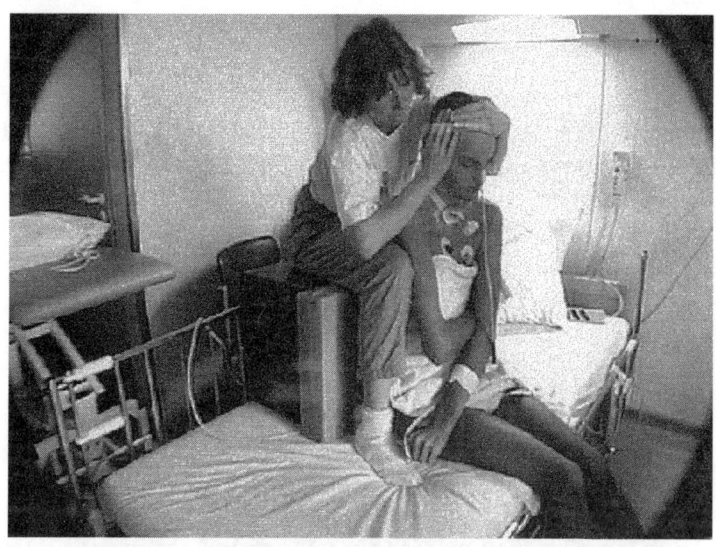

2

Abb. 3 (Videoprint): Unkorrigierter Sitz an der Bettkante: Ein deutliches Streckmuster im linken Arm und Bein ist vorhanden. Es besteht keinerlei Kopf- und Rumpfkontrolle.

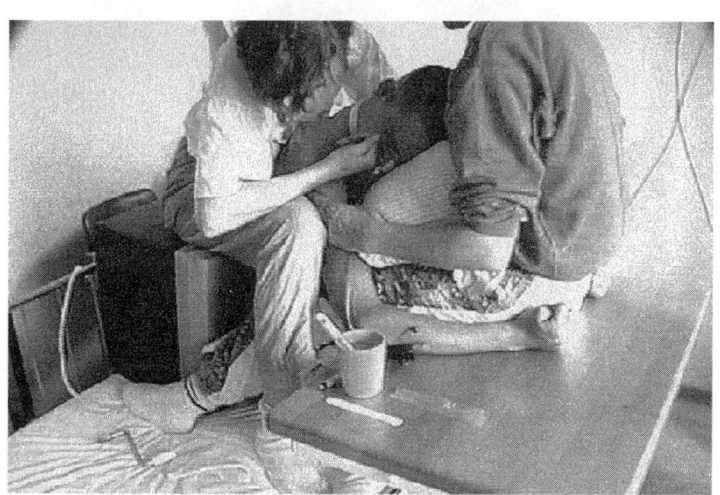

Abb. 4 (Videoprint): Sitzende Ausgangsstellung mit stabiler Armauflage am Tisch: Das Streckmuster wird gehemmt, der Kopf liegt auf einem Kissen, der Rumpf ist symmetrisch ausgerichtet. Der zweite Therapeut sichert von vorne. Jetzt kann die taktile Untersuchung des Mundes stattfinden.

Behandlungsaufbau

Im Vordergrund der ergotherapeutischen Arbeit stand zunächst die Erarbeitung einer geeigneten Ausgangsstellung für die Arbeit im Gesichts- und Mundbereich. Dazu mußte das überwiegend in Extension fixierte Haltungsmuster des Patienten gehemmt werden.

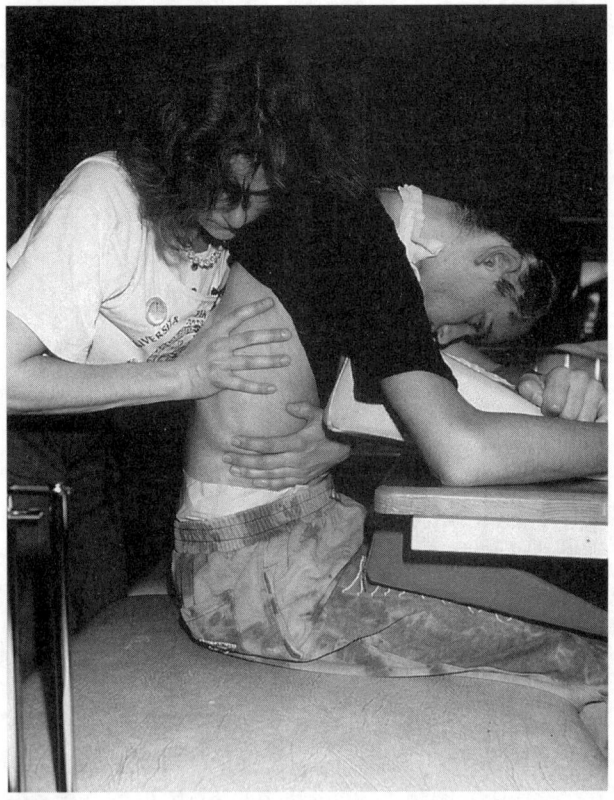

Abb. 5: Frühe Arbeit an der Hemmung des Extensionsmusters: Die Vorlage am Tisch wird erarbeitet. Die Rumpfverlängerung rechts wird gehemmt.

2

Abb. 6: Anschließend wird der Mund bei Kieferkontrolle von der Seite und guter Rumpfaufrichtung stimuliert.

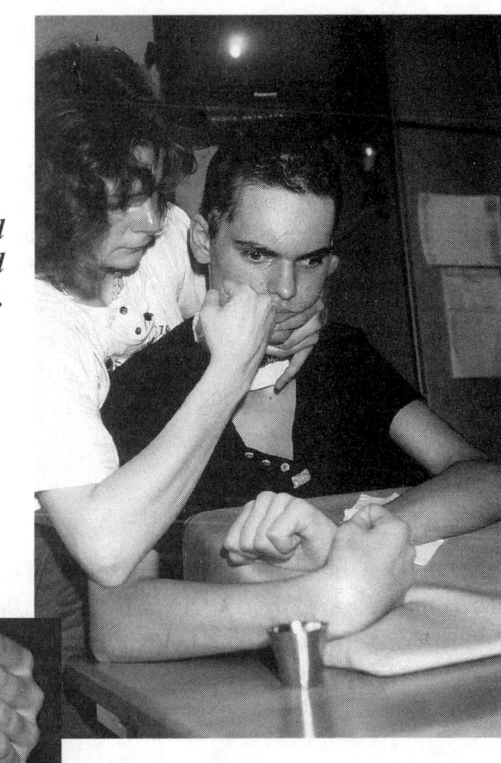

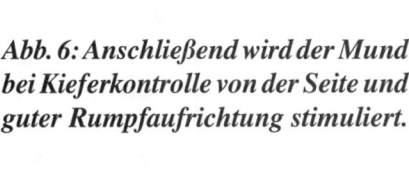

Abb. 7: Danach wird das Schlucken fazilitiert.

Die Geschehnisse innerhalb einer Therapiestunde variierten und hingen stets mit dem Kontext einer Situation zusammen, z.B. Haarebürsten im Anschluß an das Waschen und Anziehen.

Als bestmögliche **Ausgangsstellung** erwies sich eine halbsitzende Lagerung auf einer Therapiebank: Herr A. wurde zunächst auf eine Seite gedreht, so daß ihm ein dickes Kissen längsseitig dicht an den Rücken geschoben und er daraufhin über das Kissen auf die andere Seite gedreht werden konnte. Ein zweites Kissen wurde ebenfalls längsseitig an den Rücken geschoben und Herr A. dann auf den Rücken zurückgedreht, so daß er jetzt auf beiden, leicht gekreuzten Kissen lag, seine Schultern in hemmender Protraktion und die Wirbelsäule in leichter Flexion. Ein drittes, kleineres Kissen war erforderlich, um eine gute Mittelstellung des Kopfes bei langem Nacken zu sichern.

Abb. 8: Angenäherter Langsitz auf der Therapiebank: Das Extensionsmuster wird durch Protraktion der Schultern, Armflexion und Flexionskomponenten an Hüfte und Beinen gehemmt. Der lange Nacken und die leicht flektierte Kopfhaltung in Mittelstellung schaffen günstige Voraussetzungen zum Schlucken.

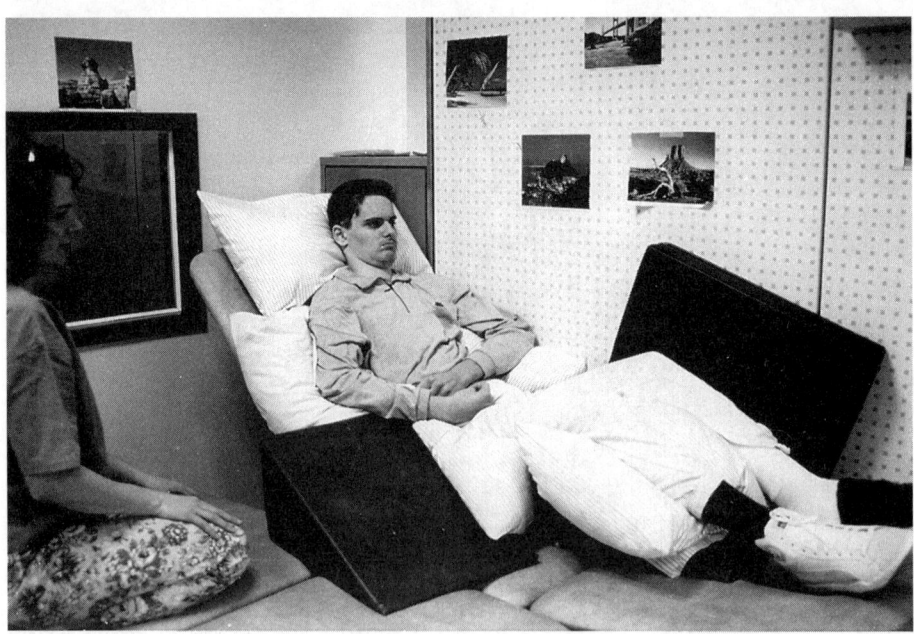

Wir schoben einen Schaumstoffkeil mit der schmalen Seite voran unter das Gesäß des Patienten, dessen Beine angebeugt auf der Matratze standen.

Eine Therapeutin begann nun das Kopfteil der Bank hochzustellen, während eine zweite Person mit beiden Händen seitlich am Becken von Herrn A. verhinderte, daß er nach vorne rutschte. Bei einer Hochlagerung des Rumpfes von ca. 70° war der Oberkörperschwerpunkt weit genug nach vorne verlagert, so daß der Patient mit dem Gegenhalt des Keiles nicht nach vorne rutschen konnte. Zwei dicke Kissen unterlagerten die Knie, so daß seine Beine in Hüftbeugung und guter Abduktion entspannt liegen konnten und eine ausreichende Hemmung des Extensionsmusters erreicht war.

Beide Knieaußenseiten hatten stabilen Kontakt zu seitlich begrenzenden Packs. Beide Arme wurden mit Kissen unterlagert.

2

Dic Therapeutin berührte zunächst die **Hände** des Patienten mit festem Druck und beobachtete seine Reaktionen. Unter Anwendung der Prinzipien des pflegerischen Führens versuchte sie dann, seine rechte Hand zu seinem Gesicht zu bewegen, bis er seine linke Wange berührte. Nachdem dies möglich war, bewegte sie seine Hand langsam von seiner Wange fort und führte sie an ihre eigene Wange.

Auf diese Weise spürte Herr A. zunächst sich selbst - hier war er - und dann die Therapeutin - dort war sie, ein anderer Mensch.

Im Verlauf des pflegerischen Führens ließ auch die Spannung im linken Arm nach, den er bislang gebeugt an den Körper drückte. Der gleiche Vorgang konnte mit der linken Seite wiederholt werden.

Dann bekam Herr A. eine Bürste zunächst in die eine, dann in die andere Hand. Er wurde dabei geführt, seine Haare zu kämmen.

Nach diesen distalen Vorbereitungen auf die Arbeit im Gesicht und Mund wurde die **geblockte Trachealkanüle** durch eine Pflegekraft und die Therapeutin entblockt. Das Entblocken der Kanüle erfolgte nach einer bestimmten, hier nicht näher beschriebenen Vorgehensweise. Ein Absaugkatheter lag ohne Sog in der Kanüle, um Speichel, der sich möglicherweise auf dem Ballon aufgestaut hatte, sofort absaugen zu können. Dies wurde nicht erforderlich, da sich kein Speichel aufgestaut hatte, der Absaugkatheter wurde entfernt.

Anschließend erfolgte die **taktile Stimulation des Gesichtes und Mundes.**
Jetzt berührte die Therapeutin das Gesicht des Patienten in einer organisierten Reihenfolge mit ihrer Hand. Während der ganzen Zeit beobachtete sie, ob Herr A. zwischendurch spontan schluckte. Dies war nicht der Fall.

Ein Becher mit warmem Wasser stand bereit und wurde Herrn A. zwischen die Hände auf den Bauch gegeben. Seine Finger wurden in das Wasser getaucht. Der Becher in seinen Händen und die gespürte Information, daß Wasser darin war, sollten dem Patienten helfen, dem Geschehen zu folgen.

Die Therapeutin feuchtete ihren kleinen Finger an und schob ihn von zentral kommend zwischen die Lippen des Patienten an seine vorderen Schneidezähne. Herr A. zog den Kopf vermehrt zur linken Seite, was als Überempfindlichkeitsreaktion interpretiert werden mußte. Die Therapeutin ging mit der Bewegung mit und behielt den Kontakt bei. Mit ihrer anderen Hand unter dem Nacken des Patienten drehte sie seinen Kopf wieder in Mittelstellung. Erst jetzt konnte die Stimulation des Mundes fortgesetzt werden, indem dreimal mit konstantem Druck langsam am Zahnfleisch entlanggestrichen, die Wange behutsam gedehnt, und wieder aus dem Mund herausgegangen wurde.

Mit unterstützendem **Kieferkontrollgriff** von vorne fazilitierte sie dann von außen am Zungengrund das Schlucken. Nach mehrmaligen Versuchen kam Herr A. einmal zum Schlucken seines Speichels. Auf diese Weise wurden alle vier Seiten des äußeren Mundraumes stimuliert. Eine leichte Mundöffnung ließ sich fazilitieren, so daß mit einem Watteträger leichter Druck auf die Zunge ausgeübt werden konnte. Nach dieser tonusnormalisierenden Stimulation kam Herr A. mit Unterstützung schneller zum Schlucken. Das Schlucken hörte sich leise an und es bestand trotz der Trachealkanüle keine nennenswerte Einschränkung der Kehlkopfelevation.

Im Anschluß an eine solche Therapiestunde wurde die Kanüle wieder geblockt und Herr A. wurde entweder gelagert oder an die nachfolgende Physiotherapie übergeben.

Kanüle, Atmung, Schlucken

Die Erarbeitung der Ausgangsstellung war sehr zeitintensiv und erforderte anfangs oft 30 Minuten und mehr von einer sechzigminütigen Therapieeinheit. Ziel der Arbeit bestand in dem Aufbau eines Bezuges zwischen Hand-Gesicht und Hand-Mund. Darin eingeschlossen war der Abbau der Überempfindlichkeit von Gesicht und Mund. Bei entblockter Kanüle kam dem Schluckakt besondere Bedeutung zu, denn es ging hauptsächlich um die Einschätzung einer möglichen Aspirationsgefahr. Damit verbunden war die Entscheidung, ob die Kanüle dauerhaft entblockt und in eine Silberkanüle umgetauscht werden konnte.

Da es unseres Erachtens zu keiner Aspiration von Speichel kam, wurde Herrn A. in Absprache mit dem Arzt am **24.11.** eine ungeblockte Silberkanüle eingesetzt. Nach erfolgter problemloser Umstellung begannen wir damit, die Kanüle in den Ergotherapiestunden abzudecken.

Dazu arbeiteten wir zu zweit in der bereits beschriebenen Ausgangsstellung.

Ein Therapeut unterstützte Herrn A. seitlich am Brustkorb bei der Ausatmung. Nach einer Weile ruhiger und gleichmäßiger **Atmung** kündigten wir ihm an, daß er nach dem nächsten Atemzug durch die Nase wieder ausatmen würde. Nach erfolgter Einatmung deckte die zweite Therapeutin mit ihrem Finger und einer darum gewickelten Gaze die Kanüle zu.

Herr A. atmete über die Nase aus und die Therapeutin löste ihren Finger wieder von der Kanüle.

Die Schwierigkeit beim Abdecken einer Kanüle besteht darin, daß der Patient daraufhin mit größerer Anstrengung atmen muß, um den längeren Totraum zu überwinden.

Das kann Angst auslösen und zu Tonusaufbau führen. Deshalb ermöglichten wir Herrn A. zunächst die leichtere Einatmung über die Kanüle und deckten sie erst danach zu, damit er dann die ausströmende Luft durch die Nase spüren konnte, ohne möglicherweise Atemnot zu entwickeln.

Nachdem diese Versuche ohne Probleme durchführbar waren, ließen wir die Kanüle auch zur Einatmung verschlossen und öffneten sie erst nach 2-3 Atemzügen wieder. Nach einigen Tagen problemloser Abdeckversuche kam es dann jedoch zu sehr angestrengter Atmung. Eine daraufhin durchgeführte Rhinolaryngoskopie zeigte eine Schwellung des Hypopharynx.

Mehrfache Umstellungen der Kanüle von Silber- auf Kunststoffkanüle bestätigten den Verdacht auf eine allergische Reaktion auf die Silberkanüle.

Nach Abklingen der Symptomatik unter Antibiotika nahmen wir die Abdeckversuche der Plastikkanüle wieder auf und Herr A. konnte am **31.01.96** dekanüliert werden. Das Tracheostoma wuchs von alleine zu.

Von diesem Zeitpunkt an konnte man gelegentlich einen Ton hören („mmm"), den Herr A. von sich gab. Für uns war dies ein erster Hinweis auf die Funktionsfähigkeit seiner Stimmlippen.

Erste Veränderungen in Richtung Aktivität

Am **7.12.95**, gut 2 Monate nach seinem Unfall, beobachteten wir im Rahmen der morgendlichen Therapiestunde „Waschen und Anziehen" die ersten motorischen Aktivitäten bei Herrn A. Herr A. wurde pflegerisch geführt an der Bettkante aufgesetzt. Vor ihn wurde ein Tisch geschoben, zu dem er allerdings keinen Bauchkontakt hatte, da er sich wegen der heruntergelassenen Bettgitter nicht näher an den Patienten heranschieben ließ. Der Therapeut saß auf einem großen Pack hinter ihm und beendete gerade das geführte Anziehen des T-Shirts. Bei mehreren Versuchen, den gebeugten Kopf von Herrn A. zwischendurch passiv aus der Mittelstellung zu heben, kam es zuvor jedesmal zum Tonusanstieg in den Armen. Wurde sein Kopf jedoch aus einer Rotationsstellung heraus hochgenommen und in Mittelstellung gebracht, kam es nicht zu einer Tonuszunahme. Als der Tisch vor ihm weggeschoben wurde, streckte Herr A. auf einmal sein rechtes Bein maximal aus. Die Spannung ließ soweit nach, bis sein Fuß langsam wieder den Boden mit der Fußspitze berührte. Bis zu diesem Moment hätte man noch von einem nicht zielgerichteten, unkontrollierten Strecken des Beines im Sinne des Extensionsmusters mit anschließendem Nachlassen ausgehen können. Dann aber beugte er sein Bein, mit der Fußspitze am Boden, in mehreren kleinen Schritten an. Dieses Verhalten wiederholte sich mehrere Male. In der selben Stunde beobachteten wir minimale Vor- und Rückwärtsbewegungen seiner rechten Schulter.

Am selben Tag kam es gegen Ende einer anderen Therapiestunde zu starkem Strecktonus in beiden Beinen, der sich nur kurzfristig durch mehr Hüftflexion hemmen ließ. Eine Kontrolle der Windel zeigte, daß diese naß war. Nachdem er eine frische Windel angezogen bekommen hatte, verhielt er sich wieder ruhig, das heißt, es kam nicht wieder zu einem starken Strecken der Beine. Zu diesem Zeitpunkt begann auch die Kontinenzentwicklung, die im Gesamtverlauf zur vollständigen Stuhl- und teilweisen Harnkontinenz führen sollte.

Ende Dezember begann Herr A., auch seinen rechten Arm im Ellenbogengelenk zu beugen und zu strecken. Gleichzeitig öffnete und schloß er die Finger seiner rechten Hand. Keine Bewegung hingegen zeigte sich im Handgelenk, das er in Beugung hielt. Seine Bewegungen waren nicht auf ein erkennbares Ziel gerichtet.

Neue Ausgangsstellung, neue Therapieinhalte

Herr A. wurde jetzt vermehrt im Sitzen auf einem normalen Stuhl behandelt, dessen Sitz wegen der Größe des Patienten mit einem Pack erhöht wurde.
Die beginnende aktive Rumpfaufrichtung ließ sich im Sitzen besser fördern, ebenso wie die Arbeit am normalen Schluckakt im Sitzen bessere Voraussetzungen für die **prä-orale, orale und pharyngeale Phase** bot.

Nach der Dekanülierung begannen wir, Herrn A. immer häufiger festes Obst oder Gemüse in Gaze gewickelt zum Kauen anzubieten.
Viel Zeit beanspruchte dabei die Vorbereitung in der prä-oralen Phase, die von besonderer Bedeutung sowohl für einen zielgerichteten Einsatz beider Hände als auch für den Aufbau von Verständnis für das Geschehnis war.

Die Behandlung begann stets dort, wo sich der Patient gerade befand, z.B. in seinem Zimmer, in seinem Bett oder auf einer Therapiebank im interdisziplinären Therapieraum im Anschluß an die Physiotherapie. Das „Handling" von Herrn A. forderte große Aufmerksamkeit, da schnelles Arbeiten genauso wie die Vernachlässigung tonushemmenden Vorgehens zu einem ausgeprägten Extensionsmuster des Patienten führten.

Es wurde in sinnvollem Geschehniskontext, z.B. beim Aufsetzen und beim Transfer, viel über Rotation und Gewichtsverlagerung gearbeitet.

Im Sitzen boten zusätzliche Packs auf dem Tisch einen stabilen Kontakt von vorne an Bauch und Brust. Dies erleichterte es dem Patienten, mit dem Oberkörper vorne zu bleiben.

Eine gute Oberkörperaufrichtung mit leichter Vorlage wiederum ermöglichte eine gute passive Kopfaufrichtung und Bewegung des Kopfes.

Zu den prä-oralen Vorbereitungen für das Kauen in Gaze gehörten z.B. das gemeinsame Öffnen einer Flasche Apfelsaft und Einschenken in einen Becher. In diesen Saft konnte dann später ein Stück des gemeinsam durchgeschnittenen Apfels, der in Gaze gewickelt war, eingetaucht werden, um es dem Mundmilieu entsprechend anzufeuchten.

Das angefeuchtete Gazestück mit dem Kaugut wurde in den Mund zwischen Wangentasche und Zähne/Zahnfleisch des Patienten gebracht. Mit leichten, kreisenden Bewegungen von außen wurde das Kauen fazilitiert. Ein anderes Mal wurde Herr A. in der prä-oralen Phase dabei geführt, das Kaugut selbst zum Mund zu führen. Er öffnete den Mund gerade soweit spontan, daß das Kaugut zwischen den Zähnen plaziert werden konnte. Herr A. konnte mit Hilfe des Apfelstückes in Gaze zu Kaubewegungen kommen und zeigte laterale Zungenbewegungen abhängig davon, auf welcher Seite sich das Kaugut befand. Ansatzweise beobachteten wir auch Versuche, das Apfelstück von einer auf die andere Seite zu transportieren, aber die Koordination zwischen Zunge, Kiefer und Lippen gelang noch nicht entsprechend. Herr A. kaute mit offenem Mund. Während des Kauens lief ihm ein Teil des Speichels und des Saftes aus dem geöffneten Mund. Dennoch schluckte er spontan, zu einem regelmäßigen Nachschlucken kam es jedoch nicht.

In abstrakten Situationen ohne ein Nahrungserlebnis war es nach wie vor schwer, eine Mundöffnung über den Kieferkontrollgriff (z.B. zur visuellen Untersuchung des Mundes) zu erreichen.

Wenige Tropfen Saft - über eine Strohhalmpipette angeboten - konnten von ihm angesaugt werden. Es bestand dabei kein geregeltes Saug-Schluck-Muster. Dem Ansaugen folgten bei Herrn A. Schmatzbewegungen mit offenem Mund und ein verzögertes Schlucken.

Um zu einem geregelten Saug-Schluck-Muster zu kommen, legten wir mehr Augenmerk darauf, daß das Ansaugen mit guter Kieferkontrolle erfolgte und unmittelbar danach der Schluckakt stimuliert wurde, um das Schmatzen zu hemmen.

Z.T. kam es sowohl nach dem Kauen in Gaze als auch nach dem Ansaugen über die Pipette zu einem verspäteten Husten, der sich nicht effektiv anhörte. Diese Beobachtungen gaben uns den Hinweis auf eine Sensibilitätseinschränkung im Kehlkopfbereich. Rückstände von Speichel oder Saft, die durch nicht ausreichendes Nachschlucken noch vorhanden waren, wurden erst durch passive Bewegungen des Kopfes überhaupt gespürt und lösten dann Husten aus. Nach dem Husten mußte das Nachschlucken erneut fazilitiert werden.

Ende Februar knirschte der Patient deutlich weniger mit den Zähnen und verschob auch seinen Unterkiefer nicht mehr nach rechts.

Am **27.02.96,** ca. 5 Monate nach seinem Unfall, beobachteten wir zum ersten Mal Aktivität in seinem linken Bein. Während seine Beine in Rückenlage auf einem großen Schaumstoffwürfel angebeugt lagen, machte er mit seinem linken Bein von der Hüfte aus kleine Bewegungen in Beugung und Streckung.

Was die Beurteilung der Kommunikation mit Herrn A. anging, wurden im Team unterschiedliche Beobachtungen gemacht. Die Eltern berichteten schon Anfang Dezember, daß ihnen, wenn er ausgeruht war, eine Kommunikation über Lidschluß mit ihrem Sohn möglich sei. Ab Mitte Dezember beobachteten wir vereinzelte Situationen, in denen ein eindeutiger Lidschluß als Ja-Antwort verstanden werden konnte. Der Frageninhalt bezog sich auf einfache Bedürfnisse des Patienten, z.B. ob er nach einer Therapiestunde noch sitzen könne. Eine wiederholbare und verläßliche Ja/Nein - Kommunikation bestand zu diesem Zeitpunkt aber nicht.

Am **14.03.96** dokumentierten wir eine F.O.T.T.-Stunde in sitzender Ausgangsstellung auf Video. Dabei kam es zu mehreren interessanten Beobachtungen hinsichtlich des **Explorationsverhaltens** und des **Situationsverständnisses** des Patienten:

In der prä-oralen Vorbereitung versuchte die links von Herrn A. stehende Therapeutin, die Finger seiner rechten Hand um und seinen Daumen in eine kleine, sehr nachgiebige Plastikschale zu legen. In dem Schälchen befanden sich Erdbeeren, die seine Mutter von zu Hause mitgebracht hatte. Herr A. hielt seinen Kopf selbständig und nach rechts in Richtung des Schälchens gedreht. Während die Therapeutin Daumen und Finger des Patienten leicht gegen das Schälchen zusammendrückte, um ihm damit zu mehr gespürter Information über den sehr geringen Widerstand dieses Gegenstandes zu verhelfen, richtete sich Herr A. noch weiter auf und zog das Schälchen mit gefausteten Fingern über den Tisch zu sich heran. Da sich seine Finger dabei noch mehr fausteten, verlor er das Schälchen aus der Hand. Die Therapeutin füllte die Erdbeeren in ein stabileres Schälchen und legte erneut seine Finger darum. Wieder zog der Patient das Schälchen zu sich heran, und wieder verlor er es aus den Fingern. Sein Handrücken blieb jedoch in Berührung mit dem Gefäß. Weil Herr A. mehr und mehr zur linken Seite kippte, lenkten beide Therapeutinnen nun ihr Augenmerk mehr auf die Rumpfaufrichtung und die Kopfhaltung. Währenddessen griff der Patient mit den Fingern seiner rechten Hand in das Schälchen und schob es mehrmals auf dem Tisch hin und her. Sein kleiner Finger berührte eine Erdbeere in dem Gefäß und folgte ihrer rollenden Bewegung. Die Greifbewegungen des Patienten sahen sehr auffällig aus. Er bewegte mehr den Unterarm in Pro- und Supination und behielt überwiegend eine gefaustete Hand. Es war ihm nicht möglich, eine gezielte Greifbewegung auszuführen. Seine Bewegungen wirkten unkoordiniert.

Die Therapeutin ließ Herrn A. an einer Erdbeere riechen, drückte dann ihren kleinen Finger in die Frucht und begann nun mit diesem Finger am Zahnfleisch des Patienten entlangzustreichen. So begann sie mit der Stimulation des Mundes. Der Patient schluckte z.T. spontan, z.T. nach Fazilitation.

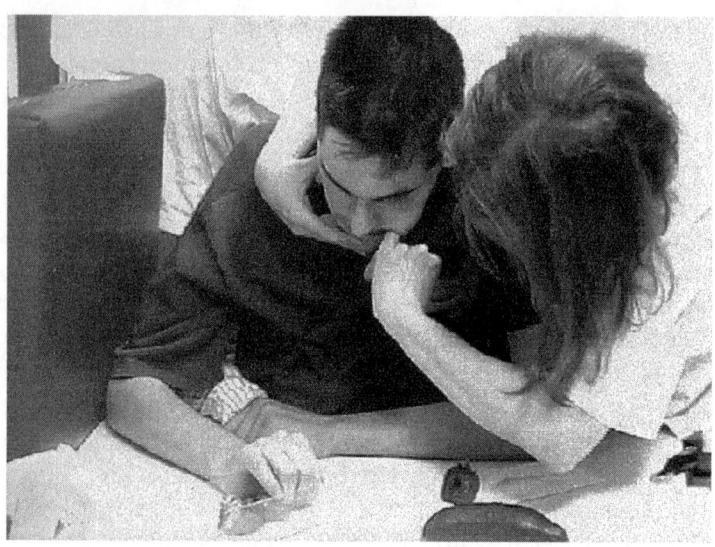

Abb. 9 (Videoprint): Nachdem der Patient an einer Erdbeere gerochen hat, erfolgt die Stimulation des Mundes mit Erdbeergeschmack.

Als ihm Speichel aus dem Mund lief, machte er eine wischende Handbewegung vor seinem Mund. Den mit seiner Hand in Berührung gebrachten Zellstoff ergriff er spontan und versuchte sich den Mund abzuputzen. Dabei traf er seinen Mund nur linksseitig, weil er seinen Kopf weiter nach rechts gedreht hielt und zur Ausführung des Mundabwischens seinen rechten Ellenbogen auf dem Tisch aufgestützt lassen mußte. Um mit dem Arm vollständig die Unterlage verlassen zu können, fehlte es ihm noch an ausreichender Rumpfstabilität.

Als die Therapeutin seine Zunge mit einem Spatel berühren wollte, öffnete er auf leichte Stimulation hin den Mund und hielt ihn bei stabilem Kiefer geöffnet, bis der Spatel wieder aus dem Mund geführt wurde. Auch beim anschließenden Kauen einer Erdbeere in Gaze öffnete er seinen Mund, als die Therapeutin mit dem Kaugut seine Lippen berührte. Sofort begann er mit dem Kauen, zog dabei seine Lippen aber so weit zurück, daß ihm das Stück ohne Kontrolle der Therapeutin aus dem Mund gefallen wäre. Er kaute jeweils nur auf der Seite, auf der ihm das Stück angereicht wurde. Durch Drehen seines Kopfes versuchte er, den fehlenden lateralen Transport des Kauguts zu kompensieren.

Das Kauen in Gaze stellte im Sinne des **„Therapeutischen Essens"** eine Vorbereitung für den nachfolgenden Versuch dar, dem Patienten einen Teelöffel Joghurt zu geben. Dahinter stand der Gedanke, durch mehr orale Bewegungen einen besseren Ablauf der pharyngealen Phase zu erreichen.

In der prä-oralen Phase wurde der Joghurt gemeinsam mit Herrn A. geöffnet. Dies ermöglichte den Einsatz beider Hände des Patienten und stellte einen Bezug zum folgenden Geschehnis her. In den geöffneten Joghurt führte die Therapeutin den rechten Zeigefinger des Patienten und versuchte anschließend, seinen Finger zum Mund zu bringen. Herr A. initiierte diese Bewegung zu seinem Mund. Es schien, als ob er wußte, daß das, was da an seinem Finger klebte, in den Mund gehörte. Er öffnete spontan seinen Mund, als dieser von seinem Finger berührt wurde. Zum Umschließen des Fingers mit den Lippen kam es nicht und das nachfolgende Abschlucken wurde mit viel Schmatzen eingeleitet.

2

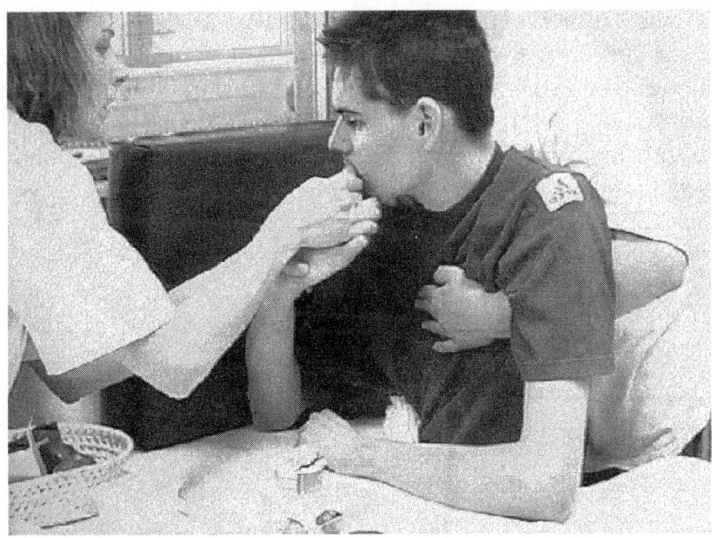

Abb. 10 (Videoprint): Aufbau von Hand-Mund Bezug: Die Therapeutin führt den zuvor in Joghurt getauchten Finger des Patienten zu seinem Mund. Eine zweite Therapeutin unterstützt ihn am Rumpf.

Abschließend wurde Herrn A. noch ein Teelöffel Joghurt angereicht, an dem er zunächst riechen konnte. Nach leichter Berührung der Unterlippe mit dem Löffel öffnete er spontan den Mund, zog aber unmittelbar nach der Berührung seiner Zunge mit dem Löffel den Kopf ruckartig zurück. Das Anreichen des Joghurts wurde von Herrn A. nicht mit den Augen verfolgt. Wir gingen davon aus, daß er nicht sehen konnte, was vor ihm geschah. Sein Finger im Mund war ihm vertraut, der Löffel hingegen mit dem kalten Joghurt gelangte „magisch" in seinen Mund und war ihm unvertraut. Sein Erschrecken ließ sich gut nachvollziehen.

Kommunikation

Ab **25.03.** nahmen die Situationen zu, in denen wir den Eindruck einer eindeutigen Ja-Kommunikation über Lidschluß hatten. Insbesondere bei Fragen, die sich auf das Essen bezogen, war die Wahrscheinlichkeit einer positiven, eindeutigen Antwort groß. Überhaupt bedeutete die orale Nahrungsaufnahme, auch wenn sie zu diesem Zeitpunkt noch in keiner Weise ernährungsrelevant war, eine sehr starke Motivation für den Patienten.

Wenn wir ihm im Rahmen der F.O.T.-Behandlung z.B. Pudding über einen Spatel oder Teelöffel anboten, bejahte er stets die Frage, ob er noch mehr haben wolle.

Je konkreter eine Anforderung an den Patienten war, um so mehr Aktivität und Übernahme von Teilschritten zeigte er. Gab man ihm z.B. ein Taschentuch in die Hand und führte seine Hand zum Mundabwischen, nahm er spontan seinen Kopf hoch und hielt ihn eine Zeit lang oben. Versuchte man hingegen seinen gebeugten Kopf ohne Geschehniszusammenhang hochzuheben, konnte es sein, daß er dagegen drückte und seinen Kopf gebeugt hielt.

2.5 Zweiter Behandlungsabschnitt Aufbau der vollen oralen Nahrungsaufnahme

26.03.-22.10.96

Die erneute Befundung des Patienten ergab die nachfolgenden Hauptprobleme für den Facio-Oralen Trakt:

1. Nicht ausreichende Rumpf- und Kopfkontrolle
2. Fehlende Separierung von Kiefer und Zunge
3. Eingeschränkter Hand-Mund-Bezug

Ziele:

1. Weitere Verbesserung der Rumpf- und Kopfkontrolle
2. Lippenschluß beim Kauen; Selektive Zungenbewegungen bei stabilem Kiefer
3. Verbesserung des Hand-Mund-Bezuges
4. Aufbau einer Mittagsmahlzeit
5. Anleitung der Angehörigen zur Vorbereitung und Durchführung passiver Essensgabe

Behandlungsplan:

- Arbeit in höheren Ausgangsstellungen
- Abbau von Unterstützungsfläche
- Weitestgehend geführter Einsatz beider Hände, insbesondere bei der Zubereitung von Lebensmitteln und Essensvorbereitungen, wie z.B. Tischdecken
- Konkrete Zielvorgaben für die Zunge: Weiter in Gaze kauen, Zungenbewegungen außerhalb des Mundes mittels Strohhalm fazilitieren, Zungenbewegungen innerhalb des Mundes mit seinen Fingern an den Wangen vorgeben,...
- Passive Essensgabe (Breikost) teelöffelweise; Mengensteigerung
- Terminabsprache mit den Angehörigen zur Anleitung

Im Verlaufe des Aprils zeigten sich Hinweise beginnender Aktivität in der linken Schulter und dem Ellenbogen, zunächst als nachlassende Muskelspannung in die Streckung. Die Finger seiner linken Hand öffneten sich z.T. spontan oder legten sich um die Kante seines Rollstuhltisches.

Herr A. setzte nun seine bessere Kopfkontrolle zur Ja/Nein - Kommunikation ein und begann, über Kopfnicken und Kopfschütteln zu kommunizieren, was offensichtlicher und für uns schneller zu erfassen war. Seine Antworten waren jedoch nicht immer eindeutig. Es konnte sein, daß er auf ein und dieselbe Frage einmal nickte und einmal den Kopf schüttelte. Vor allem für die Entwicklung der Stuhlkontinenz war die schnellere Ja/Nein-Kommunikation sehr hilfreich. Herr A. spürte, wenn er auf die Toilette mußte, konnte dies aber bislang nicht artikulieren. Wir lernten die Anzeichen beginnenden Stuhlgangs aus seinem Gesamteindruck zu deuten und fragten immer früher nach, ob er auf die Toilette mußte. Wenn Herr A. bejahte, waren die nachfolgenden Toilettengänge zum Abführen fast immer erfolgreich. In Bezug auf die Harninkontinenz gelang es meist nicht, durch Nachfragen eine Kontinenz zu erreichen.

Neben den Kauversuchen in Gaze begannen wir jetzt etwas mehr breiige Kost passiv anzureichen, so z.B. eine halbe zerdrückte Banane oder ein halbes Schälchen Pudding. Erstmals **Ende April** aß er eine ganze Banane. Das Zerkauen dauerte wegen des noch eingeschränkten lateralen Zungentransportes sehr lange. Anhaltspunkte für eine Aspiration zeigten sich nicht. Da aber die orale Nahrungsaufnahme einer längeren Vorbereitung bedurfte, sowohl auf die Ausgangsstellung als auch auf die prä-orale und orale Vorbereitung bezogen, wurden Eßversuche zunächst ausschließlich in den Therapiestunden durchgeführt.

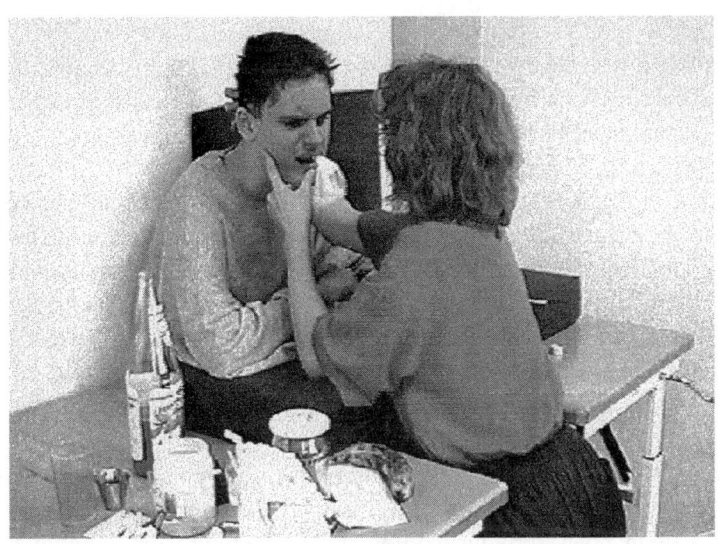

Abb. 11 (Videoprint): Stabile sitzende Ausgangsstellung: Bei Einsatz des Kiefer-kontrollgriffes von vorne werden Kauversuche mit Apfel in Gaze durchgeführt.

Im Juni konnte Herr A. zwar noch nicht frei sitzen, aber zeigte gerade in den ADLs eine Verbesserung der Rumpfkontrolle. Wenn ihm beim Ankleiden auf einem Stuhl sitzend das T-Shirt am Rücken heruntergezogen werden mußte, kam er der verbalen Aufforderung nach, sich ein bißchen vorzubeugen. Ebenso gelang es ihm, sich wieder an die Rückenlehne anzulehnen. Für beide Aktivitäten brauchte er allerdings einen Tisch zur Armauflage vor sich.

Am 11.06.97 beobachteten wir, wie Herr A., der dabei geführt wurde, eine Flasche zu öffnen, die Drehbewegung am Deckel mit rechts zu übernehmen versuchte. Da es ihm nicht vollständig gelang, griff die Therapeutin ein und öffnete die Flasche. Nachfolgend versuchte der Patient, die Flasche zum Mund zu führen. Während des geführten Geschehnisses kam Herr A. von der Hypothesenbildung „Flasche öffnen" zum „Trinken". Er konnte in dieser Situation eine Erwartungshaltung aufbauen, die über die Mithilfe, wie z.B. beim Anheben seiner Beine zum Schuheanziehen in Rückenlage, hinausging. Er wurde selber aktiv und initiierte den zweiten Schritt der Handlungssequenz, nämlich die Flasche zum Mund zu führen. Im Vergleich zu seinen bisherigen Ausführungsleistungen, bei denen er nur einzelne Teilschritte übernahm, begann er jetzt von sich aus, den nächsten Schritt auszuführen.

Nachdem Herr A. weiter geführt wurde, Saft in einen Becher zu gießen, wurde der Saft angedickt. Beim nachfolgenden zweiten Versuch, einen passiv zum Mund gebrachten Teelöffel Saft mit den Lippen abzunehmen, kam es zu einem kurzen Lippenschluß und er schmatzte anschließend deutlich weniger.

Wir konnten jetzt vermehrt an der Wiedererlangung bzw. Verbesserung von selektiver Zungenbeweglichkeit arbeiten. Dazu plazierten wir z.B. eine kleine Menge Nutella oder Joghurt an verschiedenen Punkten der Lippen. Herr A. sollte dann versuchen, diese abzulecken. War noch **im März** keinerlei Lippenschluß zu beobachten, wenn sein in Joghurt oder Saft getauchter Finger zum Mund geführt wurde, so umschloß er jetzt seinen Finger, den er selbst zum Mund zu bringen versuchte, vollständig mit den Lippen. Seit ca. **Mitte Juni** stabilisierte sich der Lippenschluß beim Abnehmen der Speise vom Löffel.
Zum ersten Mal konnte er seine Zunge über die Unterlippe gegen den Finger der Therapeutin vorbringen. Er konnte der Zielvorgabe in den linken Mundwinkel gut folgen, hatte dann aber Schwierigkeiten die Bewegung dort anzuhalten. Seine Zunge blieb in ständiger Bewegung. Zur rechten Seite war die Bewegungsmöglichkeit deutlich eingeschränkt, was mit der Beobachtung übereinstimmte, daß er fast nur auf der linken Seite kaute.
Bei Versuchen, ihm angedickte Flüssigkeit aus einem Becher anzureichen, gelang es dem Patienten nicht, seine Unterlippe an den Becherrand zu legen und zu einem Spitzen der Lippen zu kommen. Statt dessen zerfiel die zuvor gezeigte Selektivität in ein Massenmuster. Er begann viel zu schmatzen, Zunge und Kiefer bewegten sich nur zusammen und es dauerte lange, ehe er zum Schlucken kam. Anders als beim Ablecken des eigenen Fingers oder beim Abnehmen der Speise vom Löffel, fehlte beim Ansaugen von einem Becher der gleichmäßige Widerstand zwischen den Lippen. Das Ansaugen vom Becher stellt höhere Anforderungen an die Lippenkoordination und ist von der Tendenz her mehr mit dem Mundöffnen als mit dem Schließen verbunden. So muß der Kiefer bei leichter Öffnung stabil gehalten werden, die Unterlippe braucht den stabilen Kontakt am Becherrand, damit Flüssigkeit nicht nach unten vorbeilaufen kann. Die Oberlippe hingegen erhält keine stabile Referenz, sondern stellt sozusagen das Tor für den Flüssigkeitseintritt dar. Die Lippenspannung muß gleichmäßig sein, um auch zu den Seiten keine Flüssigkeit zu verlieren. Seit Beginn der oralen Willküraktivität zeigte sich bei Herrn A. eine leichte Mundastschwäche links. Diese erschwerte das symmetrische Lippenspitzen des Patienten.

Mahlzeitenaufbau, Anleitung der Angehörigen

Nachdem sich alle Faktoren (Rumpf- und Kopfkontrolle, Hand-/Mundbezug und die orale Kontrolle) so weit entwickelt hatten, konnten wir mit dem oralen Nahrungsaufbau beginnen.

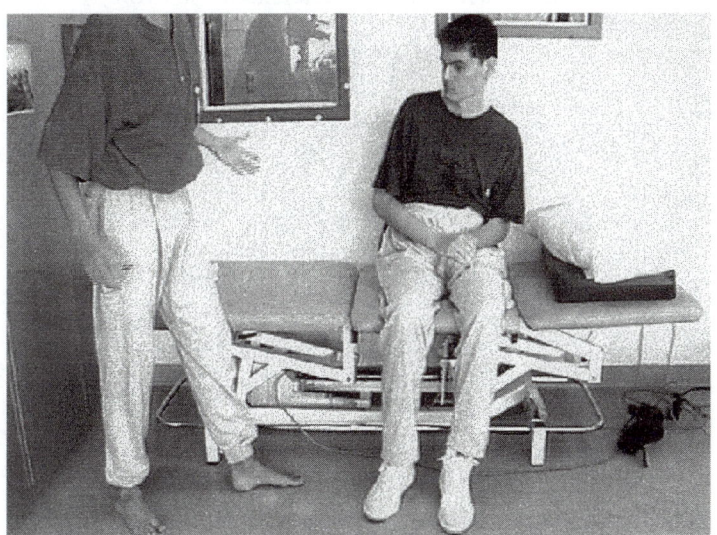

Abb. 12 (Videoprint): Herr A. sitzt frei auf der Therapiebank.

Ab 20.06. leiteten wir die Mutter an, ihrem Sohn pürierte Speise anzureichen. Ziel war es jetzt, zu einer geregelten Mahlzeiteneinnahme (vorläufig einmal täglich) zu kommen.

Dazu übernahmen wir zunächst die Mittagsmahlzeit, um dann in Absprache mit der Pflege die Kollegen für die Mahlzeiteneinnahme mit dem Patienten anzuleiten.

Aus Zeitgründen und wegen der leichteren Umsetzung für die Angehörigen einigten wir uns darauf, Herrn A. die Mahlzeit im Rollstuhl sitzend zu geben. Dazu wurde der Patient mit der linken Seite an eine Wand gesetzt, da er nach links zu kippen drohte. Unter seinen linken Arm bekam er ein Pack, um einen symmetrischeren Sitz zu unterstützen und das Sitzen für den Patienten weniger anstrengend zu machen. Beide Füße standen am Boden. Als Vorbereitung auf die Nahrungsaufnahme wurde die Mundstimulation durchgeführt, z.T. mit dem Finger des Patienten. Seine Hände wurden um den Tellerrand geführt, um den Teller zu halten und um in das Geschehnis einbezogen zu sein. Angereicht wurde ihm das Essen mit einem Plastiklöffel, da es noch gelegentlich zu einem kurzen Beißen auf den Löffel kam.

Nach dem Essen sollte Herr A. noch ca. 15 Minuten sitzen bleiben, ehe er dann ins Bett gelegt wurde. Diese Zeit diente dem Schutz vor Aspiration von möglichen Rückständen im Kehlkopfbereich beim Übergang vom Sitzen zum Liegen. So hatte der Patient auch die Gelegenheit, durch wiederholtes Schlucken zu einer Reinigung des Kehlkopfbereiches zu kommen. Das die Mahlzeit abschließende Zähneputzen vor dem Waschbecken überbrückte diese Viertelstunde sinnvoll.

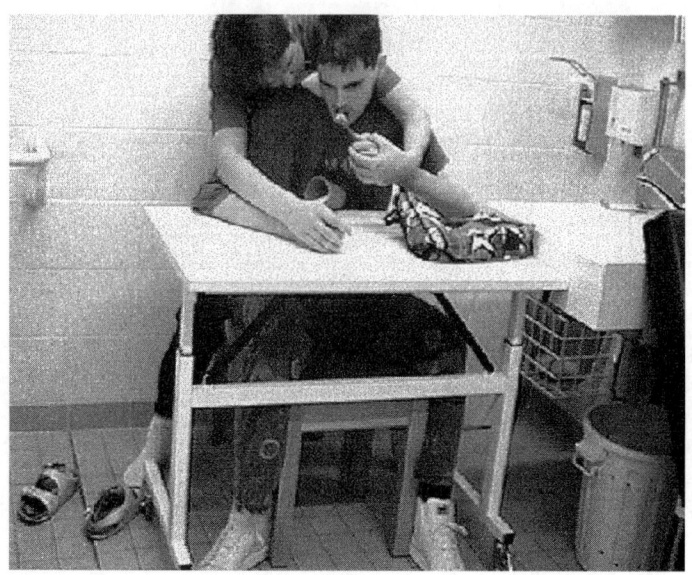

Abb. 13 (Videoprint): Unterstütztes Zähneputzen im Rahmen des Waschens und Anziehens

Nachdem Herr A. in der Logopädie zunächst auf Aufforderung oder auch bei Bewegungsübergängen eine „Brummstimme" und einzelne Laute produzieren konnte, begann er seit **26.06.** verbal mit Ja und Nein zu kommunizieren. Auch Worte wie „Hallo" und „Mama" konnte man verstehen. Seine Stimme klang nasal und etwas verhaucht. Aufgrund der eingeschränkten Zungenkoordination konnte Herr A. Konsonanten nicht bilden. Seine Ausatemluft reichte gerade für zwei Silben, ehe er wieder einatmen mußte. Die Atem-/Sprechkoordination war stark beeinträchtigt.

Zur Weiterentwicklung der Essenssituation gingen wir dazu über, dem Patienten einen Löffel (aus Verletzungsgründen keine Gabel) in seine rechte Hand zu geben. Dieser mußte zuvor von uns gefüllt werden, denn er vermochte nicht, gezielt Speise auf den Löffel zu laden. Herr A. konnte dann den Löffel, wenn auch etwas unkoordiniert von seiner Armbewegung her, ohne Hilfe zum Mund führen. Für ihn persönlich war dies ein kleiner Zugewinn an Eigenständigkeit in seinem ansonsten weitestgehend fremdbestimmten Leben. Für uns aber stellte sich beim Essen, wie auch bei allen anderen Teilschritten eines Geschehnisses, die Herr A. jetzt übernehmen konnte, die Frage nach der Qualität der Ausführung. Es fehlte ihm noch an genügender Rumpfkontrolle, um seinen Kopf aufrecht zu halten. Für längeres Sitzen, z.B. bei der Mahlzeiteneinnahme, benötigte er unter seinem linken Arm ein Pack, um die Rumpfverkürzung links etwas auszugleichen. Der Einsatz von Packs und Keilen zur Verbesserung der Sitzhaltung brachte jedoch nur dann die gewünschte Unterstützung, wenn wir Herrn A. immer wieder mit unseren Händen in eine normale Sitzhaltung fazilitierten. Er saß spontan mit vorgestrecktem Kopf, was sich noch verstärkte, wenn er versuchte, den Löffel zum Mund zu führen. Gleichzeitig hielt er den Löffel mit viel Spannung zwischen Daumen und Zeigefinger und es gelang ihm nicht, diesen langen „Stab" so zum Mund zu führen, daß er die Speise vollständig hätte abnehmen können. Zum einen hätte er seinen Kopf aufrechter halten müssen und zum anderen gewannen wir den Eindruck, als ob es ihm schwerer fiele, Kiefer-, Zungen- und Lippenbewegungen auf die Spürinformation des Löffels im Mund einerseits und zwischen den Fingern seiner Hand andererseits abzustimmen. Er zog den Löffel mit einer schnellen, flüchtigen Bewegung aus seinem Mund. Die Lippen kamen nicht zum vollständigen Abnehmen der Speise.

Wir gestalteten nun die Mahlzeiteneinnahme so, daß wir dem Patienten ca. 2/3 der Mahlzeit passiv oder beiläufig geführt, bei guter Kopfaufrichtung und Kieferkontrolle gaben und er zu einem Drittel ohne Hilfe den Löffel zum Mund führen konnte.

Die **Kommunikationsmöglichkeiten** des Patienten erweiterten sich insofern, daß er mittlerweile zwischen zwei Möglichkeiten eine Entscheidung treffen konnte. Fragte man ihn beispielsweise, ob er die Kauversuche lieber auf Weingummi oder Obst machen wollte, konnte er sich für das eine oder andere entscheiden. Fragte man hingegen lediglich, auf was er kauen wollte, erhielt man keine Antwort. Wir gingen davon aus, daß es ihm nicht möglich war, bei dieser abstrakten Frage die verschiedenen bildhaften Vorstellungen zu entwickeln.

Geführte Geschehnisse verbanden wir häufiger mit einer kleinen **verbalen Aufarbeitung.**
Am 06.08. führten wir Herrn A. dabei, einen Karton auszupacken. In dem Karton waren ein Glas, Zellstoff und eine Tüte Gummibärchen. Beim Umfassen mit der rechten Hand war das anschließende Loslassen schwierig. Es gelang besser, wenn man die linke Hand hinzunahm, z.B. um das Glas von der einen in die andere Hand zu geben. Er schien seine linke Hand immer besser zu spüren. Manchmal versuchte

er, sich selbst einen Gegenstand zwischen Daumen und Zeigefinger seiner linken Hand zu geben. Auch wenn es nicht gelang, gab uns dies doch Hinweise auf die Präsens der linken Seite.

Jeder einzelne Gegenstand wurde vom Therapeuten benannt, nachdem er ausgepackt war.

Nachdem sich alle Gegenstände auf dem Tisch befanden, befragten wir Herrn A., was er ausgepackt hatte. Erst nach erneutem Anfassen der Gegenstände konnte er sie benennen.

Diesem Geschehnis folgte anschließend das Kauen in Gaze mit den Gummibärchen.

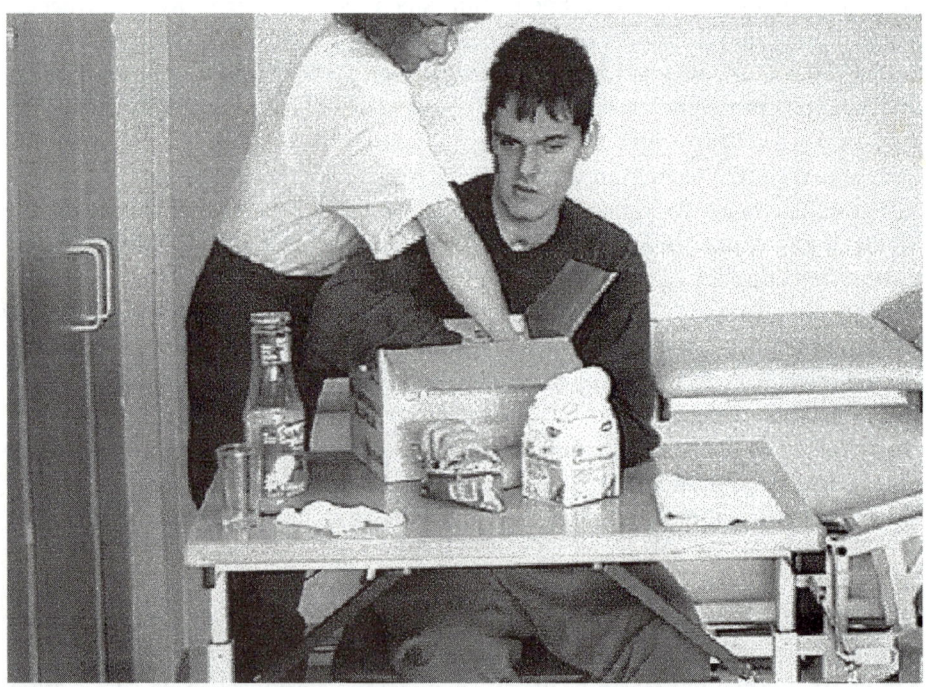

Abb. 14 (Videoprint): Alle Gegenstände werden mit Herrn A. aus dem Karton ausgepackt.

Danach wird der Karton am Boden abgestellt (ohne Abb.).

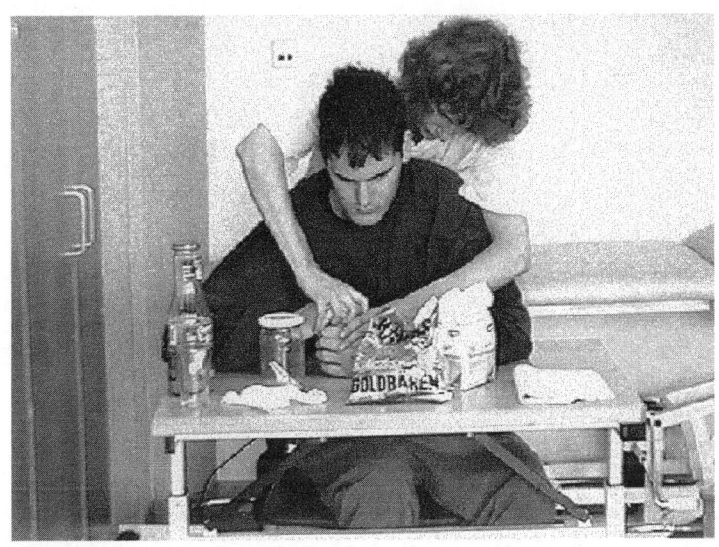

Abb. 15 (Videoprint): Die Therapeutin öffnet gemeinsam mit dem Patienten ein Glas mit Gummibärchen.

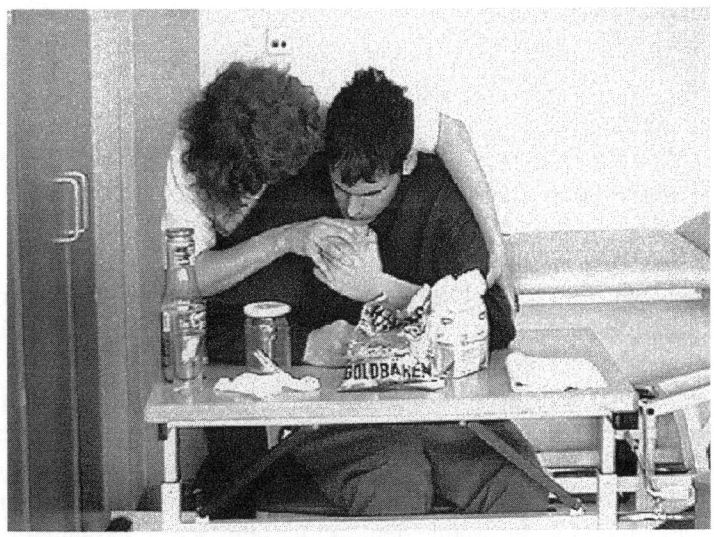

Abb. 16 (Videoprint): Beim Riechen daran kommt Herr A. spontan mit dem Kopf vor.

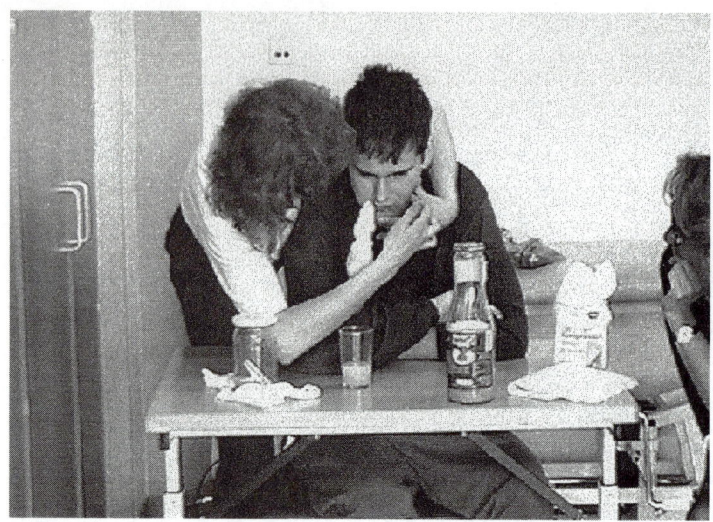

Abb. 17 (Videoprint): Beim Kauen eines Gummibärchens in Gaze verbindet die Therapeutin die Aufforderung, das Kaugut auf die linke Seite zu transportieren, mit einem taktilen Stimulus an der linken Wange des Patienten.

Am Ende der Stunde, ca. 20 Minuten später, fand der Therapeutenwechsel statt und es bot sich eine gute Gelegenheit, dem anderen Therapeuten zu „erzählen", was der Patient zuvor gemacht hatte. Herr A. gab an, daß er sich nicht mehr erinnerte. Mit Hilfe von Anfangssilben gelang es ihm z.T., das richtige Wort zu vervollständigen. Z.B. sagte die Therapeutin: „Du hast etwas ausgepackt. Das war ein Kar-..." und der Patient ergänzte spontan „-ton".

In einer anderen Situation wurde Herr A. dabei geführt, einen Apfel aus einem Gefäß und ein Messer aus dem Besteckkasten zu holen. Es dauerte einige Zeit, bis er den Apfel benennen konnte. Das Messer wurde mit der linken Hand ergriffen. Auf die Frage, was er in seiner linken Hand habe, antwortete er „Messer", und befühlte dann die (stumpfe) Klinge spontan mit seiner rechten Hand. Auf die Frage, ob er eine Idee habe, was wir jetzt machen wollen, zuckte er mit der linken Schulter. Als die Frage, direkt bezogen auf den Apfel in der einen und das Messer in der anderen Hand, gestellt wurde, antwortete er „schneiden". In diesem Beispiel konnte er aus der gespürten und dann verbalisierten Information „Apfel" und „Messer" die Hypothese „schneiden" aufstellen. Nachdem der Apfel durchgeschnitten war, führte er die eine Hälfte spontan zum Mund. Das war **Anfang September** und es war das erste

Mal, daß er eine so **feste Konsistenz ohne Gaze** kaute. Er kaute langsam und mit offenem Mund, aber es gelang ihm recht gut, die Stücke von einer auf die andere Seite zu transportieren.

Seit **August** konnte die Einnahme der **täglichen Mittagsmahlzeit von der Pflege** gewährleistet werden. Bis dahin hatten die Ergotherapeuten und die Logopädin mit dem Patienten gegessen, weil in der Pflege die personelle Kapazität dafür nicht ausreichend vorhanden war. Die Abgabe der Mittagsmahlzeit an die Kollegen von der Pflege ermöglichte es uns, wieder verstärkt an den Problemen **selektiver Zungenbeweglichkeit** und dem Lippenschluß beim Kauen zu arbeiten. Diese Probleme konnten wir unmittelbar bei der Nahrungsaufnahme kaum beeinflussen.

2

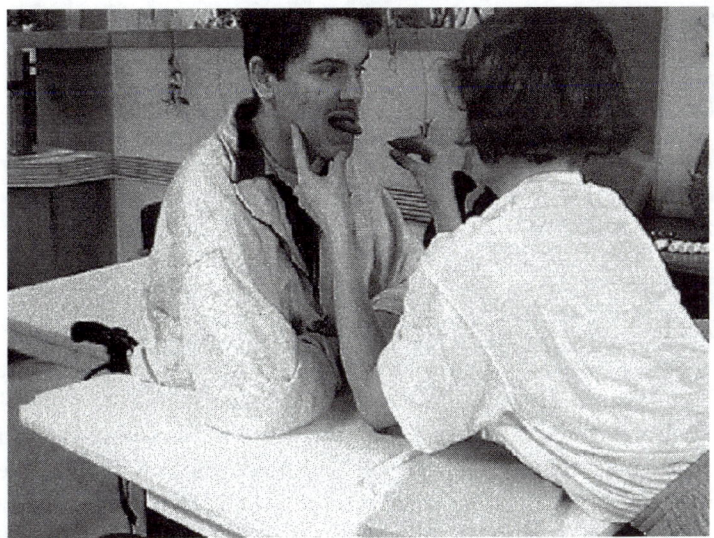

Abb. 18 (Videoprint): Verbesserung selektiver Zungenbewegungen: Der Kiefer-kontrollgriff erfolgt von vorne. Es wird in Augenhöhe des Patienten gearbeitet. Nachdem die Zunge des Patienten berührt wird, gibt die Therapeutin das Ziel der Bewegung mit einem Strohhalm an, indem sie seinen linken Mundwinkel berührt.

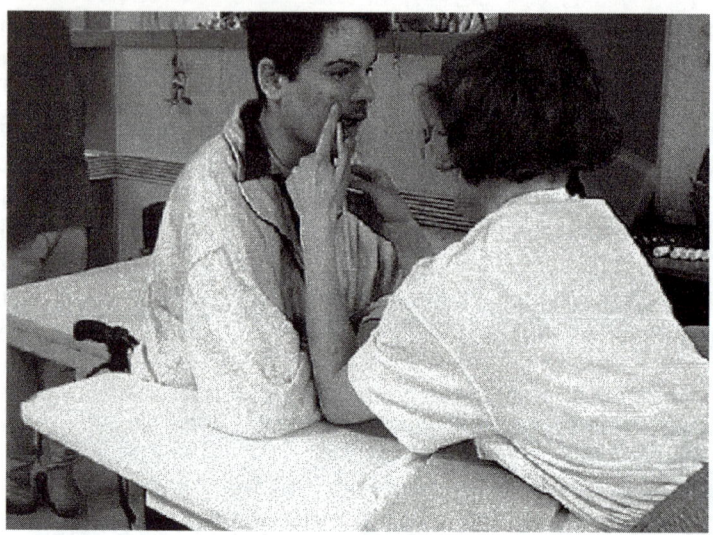

Abb. 19 (Videoprint): Bei dem Versuch die Zunge nach rechts zu bewegen reagiert Herr A. mit der rechten Mund- und Wangenseite mit. Die Therapeutin hemmt diese kompensatorische Mitbewegung durch ihren Zeigefinger.

An der Aufnahme von festen Konsistenzen und Flüssigkeit wurde nur in den Therapiestunden gearbeitet. Beim Trinken war die Aspirationsgefahr deutlich höher als beim Essen. Herr A. hustete dann, mußte aber zum nachfolgenden Schlucken fazilitiert werden. **Ende August** gestalteten wir **das erste Frühstück** mit Herrn A. Er aß eine Scheibe Vollkornbrot und trank einige Schlucke Tee. Beim Essen des Brotes war auffällig, daß er mit weniger weit geöffnetem Mund kaute, als bei der Gabe passierter Speise. Wir brachten dies in Verbindung mit dem stärkeren Input, den das Kauen des Brotes bedeutete. Bei dem oben erwähnten Apfel führte vermutlich die Säure zu einer reaktiv weiteren Mundöffnung.

Andere Versuche, das Kauen mit geschlossenem Mund zu unterstützen, erwiesen sich nur kurzfristig als hilfreich. So sollte der Patient z.B. einen Spatel mit den Lippen festhalten und gleichzeitig dabei ein Gummibärchen kauen. Oder wir baten ihn, beim Kauen sein Kinn bei aufgestützten Ellenbogen auf die gefalteten Hände abzulegen. Gerade letzteres bedurfte jedoch einer sehr guten Kontrolle durch den Therapeuten, damit der Kopf nicht in Reklination geriet oder die Hände sich verdrehten. Die Idee dahinter war, dem Patienten körpernahe Rückmeldung über seine Mundbewegungen zu geben.

Die Saug-/ Schluckkoordination wurde langsam besser. Bei Trinkversuchen mußte direkt nach dem Ansaugen das Abschlucken fazilitiert werden, damit der Patient nicht in seine Schmatzautomatismen zurückfiel.

Um die Zungenbewegungen weiter zu verbessern, gaben wir Herrn A. kleine Stücke Eßpapier an die Lippen, bzw. zwischen Lippen und Zahnfleisch. Das Eßpapier hielt ein bißchen hartnäckiger als Nutella, und Herr A. mußte wiederholt mit seiner Zunge versuchen, die Stückchen von den Lippen abzunehmen.

Im Oktober erweiterten wir die Mahlzeiteneinnahme auf Frühstück und Mittagessen.

Da die Sprechentwicklung des Patienten seit einiger Zeit zu stagnieren schien, besprachen die behandelnde Logopädin und die Ergotherapeuten ein verändertes Vorgehen. Die Logopädin übernahm vorläufig 3 x wöchentlich und die Ergotherapeuten 2 x wöchentlich das Frühstück. So konnte die Logopädin einerseits einen anderen Schwerpunkt in ihrer Arbeit setzen, und verlor andererseits auch nicht den Kontakt zu J. A.

Herr A. wurde zum Frühstück auf einen normalen Stuhl gesetzt, dessen Beine für den Patienten ca. 10 cm erhöht worden waren.

Vor dem Essen trank er Kakao. Dabei konnte mittlerweile die taktile Stimulation des Mundes entfallen und wir beschränkten uns auf vorbereitende Fazilitation von selektiven Zungenbewegungen. Anschließend wurde dem Patienten etwas Kakao über die Strohhalmpipette angereicht, um das Ansaugen zu fördern und anfangs nur eine geringe Menge Flüssigkeit in den Mund zu bringen. Es zeigte sich, daß die Saug-Schluckkoordination mit zunehmender Praxis während einer Mahlzeit besser wurde, so daß er mit weniger Schmatz- und Pumpbewegungen zum Schlucken kam. Sehr streng wurde auf eine Trennung von Flüssigkeit und Essen geachtet: Entweder Herr A. aß oder er trank, denn eine Mischung verschiedener Konsistenzen oder ein zu schneller Wechsel zwischen fester und flüssiger Konsistenz führte schneller zum Verschlucken. Eine wiederholte Kontrolle des Stimmklanges war erforderlich. Gerade nach dem Trinken hörte sich seine Stimme häufiger feucht an und es bedurfte mehrmaligen Nachschluckens, bis sie sich wieder klar anhörte.

Zum Trinken von 100 ml brauchte Herr A. ca. 15 Minuten.

Herr A. konnte mittlerweile zwei normale Brötchen zum Frühstück essen. Meistens bereiteten wir ihm das erste Brötchen vor und gaben es ihm in die Hand, weil er großen Hunger hatte. Bei dem zweiten Brötchen führten wir beiläufig das Aufschneiden und Bestreichen.

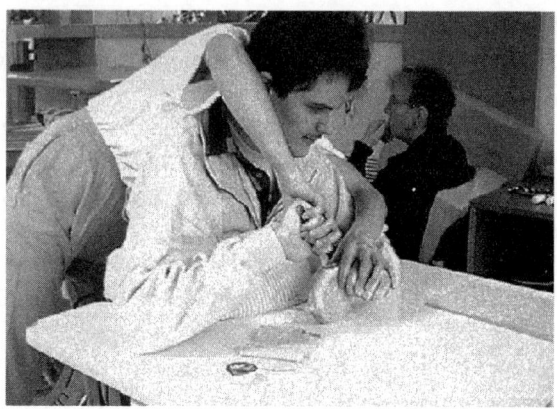

Abb. 20 (Videoprint): Ihre Hände auf den Händen des Patienten führt die Therapeutin Herrn A. beim Aufschneiden des Brötchens.

Herr A. begann, verbale Mitteilungen häufiger mit einer Warum-Frage zu beantworten. So erfolgte z.B. eine Warum-Frage auf die Ankündigung der Therapeutin, sie ziehe ihm jetzt die Schuhe an. Die Antwort der Therapeutin „Damit Du aufstehen kannst" kommentierte er mit einem Nicken. Auffallend war, daß sich Herr A. nur sehr selten spontan mitteilte. Abgesehen von den spontanen Äußerungen „Kalt!" und „Hunger!" sprach er eigentlich nur, wenn wir ihn etwas fragten. Gelegentlich antwortete er mit zwei Worten, so z.B. „Guten Morgen". Die Tonhaltedauer lag unter 4 Sekunden, was kaum für mehr als zwei Worte ausgereicht hätte.

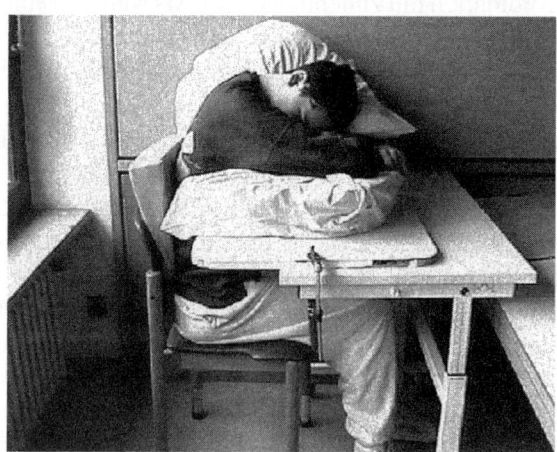

Abb. 21 (Videoprint): Nach dem Essen oder nach einer anderen Therapiestunde wird Herr A. am Tisch sitzend gelagert, damit er entspannt ausruhen kann.

2.6 Dritter Behandlungsabschnitt Stabilisierung der erreichten Fortschritte und Entlassungsplanung
23.10.96-14.01.97

In der Teamkonferenz vom **23.10.96** stand die Frage der **Entlassungsplanung,** die nach nunmehr fast einem Jahr intensiver Frührehabilitation eingeleitet werden sollte, im Vordergrund. Für die Angehörigen stand schon länger fest, daß ihr Sohn nach Beendigung des Klinikaufenthaltes bei ihnen zu Hause leben sollte. Dazu wurden für die Familie, die in einer Wohnung im 4. Stock lebte, umfangreiche Veränderungen notwendig. So wurden 2 Wohnungen im Rohbau angemietet und zusammengelegt. Um das Bad und die Toilette auf die Bedürfnisse des Patienten ausgerichtet gestalten zu können, erfolgte durch unsere Hilfsmittelbeauftragte ein Hausbesuch. Vom Sozialdienst wurde der Kontakt zum Verein „Ambulante Intensivförderung für Patienten mit erworbenen Hirnschäden e.V." in Wohnortnähe hergestellt. Über diese ambulante Intensivförderung sollte die hauptsächliche Weiterversorgung von Herrn A. gewährleistet werden.

Zusätzlich bekamen die Angehörigen über den Sozialdienst Adressen von Praxen zur therapeutischen Weiterversorgung.

An Hilfsmitteln wurden Herrn A. eine Therapieliege, ein Dusch- und Toilettenstuhl, eine Ernährungspumpe, ein Infusionsständer und 4 Rhombofill-Lagerungskissen verordnet. Ein elektrisch höhenverstellbares Bett und weitere Lagerungskissen hatte Herr A. bereits seit seinem ersten Wochenendbesuch zu Hause.

Als Termin für die Entlassung einigte man sich auf den **14.01.1997.**

Unsere Ziele für den nun beginnenden letzten Behandlungsabschnitt waren einerseits der Erhalt der erreichten Fortschritte. Andererseits sollte Herr A. darin gefördert werden, weitere Teilschritte innerhalb eines Geschehnisses zu übernehmen.

Von seiten der Physiotherapeuten bedeutete dies, die Beweglichkeit in den Füßen zu erhalten, am weiteren Tonusaufbau der Rumpf- und Hüftextensoren zu arbeiten und eine Verbesserung selbständiger Lagewechsel (Rückenlage/Seitlage) zu erreichen.

Von seiten der Ergotherapeuten standen die Verbesserung selektiver Zungenbewegungen, das Kauen mit geschlossenem Mund und der vollständige orale Kostaufbau im Vordergrund. Des weiteren wurde insbesondere im Rahmen des Waschens und Anziehens an der vermehrten Mithilfe des Patienten gearbeitet. Dies geschah im Hinblick auf eine leichtere Versorgung im häuslichen Umfeld.

Seit dem 12.11.96 konnte Herr A. ohne zusätzliche Sondenkost ernährt werden. Mit Vor- und Nachbereitungen dauerte eine Mahlzeit ca. 45 Minuten. Unter Vorbereitungen sind hier das Aufsetzen im Bett, der Transfer in den Rollstuhl und die Fazilitation von selektiven Zungenbewegungen vor Beginn des Essens zu verstehen. Zur Nachbereitung gehörte das Zähneputzen. Bis Weihnachten gelang eine orale Flüssigkeitsaufnahme von 350 ml täglich, die bis zum Entlassungszeitpunkt auf 500 ml gesteigert werden konnte. Die Menge, die von Herrn A. getrunken werden konnte, hing auch von der Häufigkeit ab, mit der man ihm Getränke anbot. Das Trinken brauchte mehr Zeit als das Essen, da in punkto Aufmerksamkeit und Hilfestellung größere Anforderungen an die helfenden Personen gestellt waren. Die Stimme des Patienten mußte immer wieder auf ihren Klang überprüft werden, um Hinweise auf Rückstände im Kehlkopfbereich zu bekommen, die zu einer erhöhten Aspirationsgefahr beitrugen.

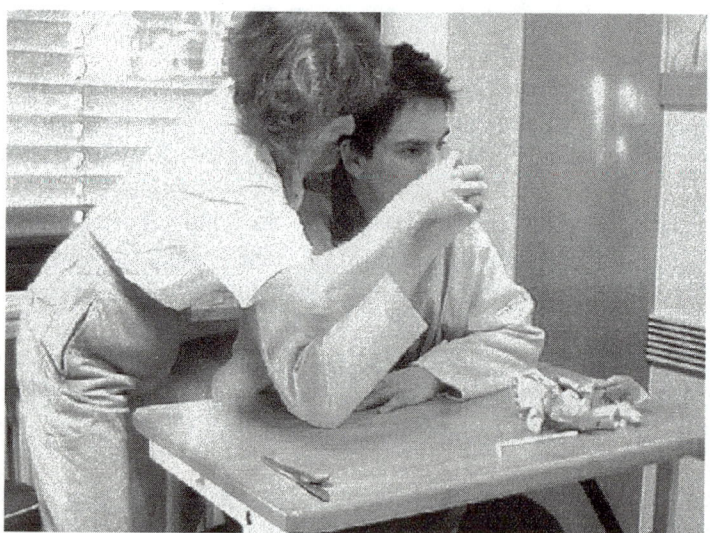

Abb. 22 (Videoprint): Bei guter Vorlage am Tisch braucht Herr A. noch leichte Unterstützung beim Trinken. Um sicher zum Mund zu kommen, muß sein Ellbogen auf dem Tisch aufliegen.

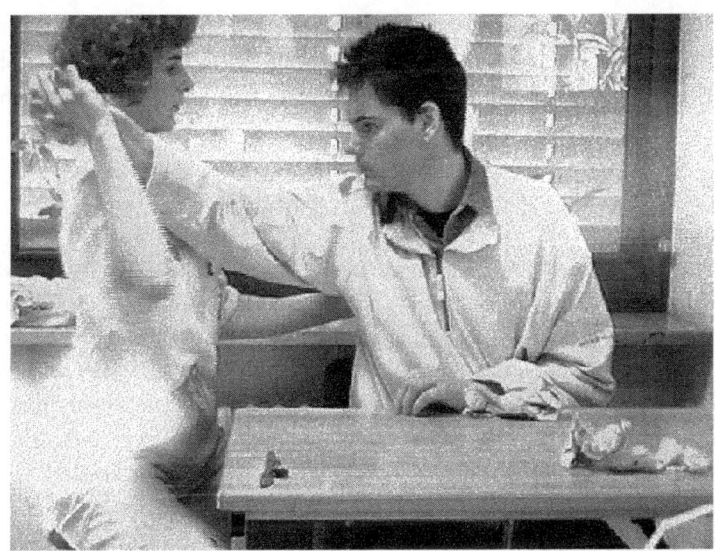

2

Abb. 23 (Videoprint): Ist es schwierig, seine Stimme nach dem Trinken durch mehrfaches Nachschlucken zu klären, hilft es dem Patienten durch Bewegung des Kopfes, manchmal zusätzlich des rechten Armes, Rückstände im Kehlkopfbereich besser zu spüren und zu effektivem Räuspern oder Husten zu kommen.

An den Wochenenden, die Herr A. zu Hause verbrachte, konnte ihm häufiger zu trinken angeboten und mehr Zeit auf das Trinken verwendet werden, als dies im Klinikalltag möglich war. So trank Herr A. zu Hause z.T. 750 ml und mehr an einem Tag.

Die volle orale Ernährung und das sich sowohl qualitativ als auch quantitativ positiv entwickelnde Trinken gaben Anlaß, über eine PEG-Entfernung nachzudenken. Nach den schweren Anfällen, die Herr A. nahezu alle 4 Wochen hatte, kam es zu z.T. mehrtägigen Erholungsphasen, in denen der Allgemeinzustand des Patienten keine orale Nahrungsaufnahme und insbesondere kein Trinken erlaubte. Ohne PEG wäre eine ausreichende Flüssigkeitsversorgung nicht gewährleistet, so daß wir uns gegen eine Entfernung der PEG aussprachen.

In den letzten zwei Wochen seines Aufenthaltes im Therapiezentrum Burgau zeigte sich neben einem gleichbleibenden motorischen Niveau, eine Verbesserung des Vorstellungsvermögens des Patienten. Bislang konnte er nur eine Auswahl aus vorgegebenen Möglichkeiten treffen und antwortete nicht, wenn er z.B. allgemeiner gefragt wurde, was er essen wollte. Fragte man ihn nun, was er zum Frühstück essen wollte, antwortete er „Semmel!" und wollte man wissen, mit was er das Brötchen belegt oder bestrichen haben wollte, so konnte man oft „Marmelade" verstehen.

Zusammenfassung

Beim Abschied von Herrn A. blickten wir auf einen Zeitraum von 14 Monaten intensiver Arbeit mit ihm zurück. Er kam nach seinem schweren Unfall in einem komatösen Zustand zu uns und war in jeder Beziehung auf fremde Hilfe angewiesen. Der Ausprägung folgenschwerer Sekundärkomplikationen, wie sie nach einem schweren SHT hinlänglich bekannt sind, konnte bei Herrn A. erfolgreich entgegengewirkt werden. Dies zeigte z.B. der Verlauf der (in dieser Fallstudie nicht beschriebenen) seriellen Gipsbehandlung beider Sprunggelenkskontrakturen (beide Sprunggelenke waren frei bis 90°).

Herr A. hatte gelernt, frei zu sitzen und konnte bei den Aktivitäten des täglichen Lebens einzelne Handlungsschritte übernehmen, die eine deutliche Pflegeerleichterung bedeuteten. Er konnte seine Lage im Bett selbständig verändern und übernahm Teile des Aufsetzens und des Transfers. Er konnte Frühstück und Abendbrot ohne Hilfe zu sich nehmen, wenn Brot und Brötchen vorbereitet wurden. Auch bei der Mittagsmahlzeit konnte eine Teilselbständigkeit erreicht werden. Herr A. vermochte, wenn auch in eingeschränkter Weise, verbal zu kommunizieren und konnte aus einem Angebot verschiedener Möglichkeiten auswählen, was er bevorzugte und was nicht.

2.7 Zusammenfassende Darstellung

Auf den folgenden Seiten wird die Gesamtentwicklung des Facio-Oralen Traktes übersichtlich dargestellt. Zum einen wurde der Versuch unternommen, die prä-orale, orale, pharyngeale und ösophageale Phase anhand einer Auswahl an Parametern zu bewerten. Dabei wurde die Bewertung von maximaler Beeinträchtigung über mittelgradige zu leichter Beeinträchtigung vorgenommen.

Zum anderen verdeutlicht eine Tabelle die quantitative Entwicklung der oralen Nahrungs- und Flüssigkeitsaufnahme, die gleichfalls in Diagrammform dargestellt ist.

2

2.7.1 Entwicklung und Beurteilung der Schlucksequenz im Behandlungsverlauf von J. A. Tabelle 1

Datum	Prä-orale Phase	Orale Phase
24.11.1995 (Erster Behandlungs-abschnitt)	a) Kein Explorieren mit den Händen b) Kein Hand-Mund-Bezug c) Vermutete kortikale Blindheit d) Kein Riechen (Kanüle) e) Bewußtseinsverlust **Fazit:** **Maximale Beeinträchtigung**	a) Spontanes Mundöffnen nur beim Gähnen (Fazilitiert ca. 1cm) b) Keine selektiven Zungenbewegungen c) Speichel läuft schwallartig aus dem Mund d) Kein Beißen / kein Kauen **Fazit:** **Maximale Beeinträchtigung**
26.3.1996 (Zweiter Behandlungs-abschnitt)	a) Bedingtes Explorieren mit der rechten Hand b) Eingeschränkter Hand-Mund-Bezug c) Verdacht auf Blindheit erhärtet sich d) Riechen: Olfaktorische Stimuli führen zur Atemvertiefung e) Öffnet den Mund erst, wenn Speise die Lippen berührt, z.B. Kaugut in Gaze **Fazit:** **Starke Beeinträchtigung**	a) Speise kann nicht mit den Lippen vom Löffel abgenommen werden b) Die Zunge bewegt sich nur mit dem Kiefer zusammen c) Weniger Speichelfluß d) Lippenschluß beim Schlucken aber nicht beim Kauen **Fazit:** **Starke Beeinträchtigung**
14.01.1997 (Entlassung)	a) Sucht in Mahlzeitensituationen gezielt nach der Semmel oder dem Becher b) Führt Nahrungsmittel mit der rechten Hand zum Mund c) Öffnet den Mund angepaßt, wenn er selbst z.B. die Semmel in der Hand hält d) Mahlzeiten müssen servierfertig vorbereitet werden **Fazit:** **Mittelgradige Beeinträchtigung**	a) Speise kann mit Lippenschluß vom Löffel abgenommen werden b) Selektive Zungenbewegungen innerhalb und außerhalb des Mundes sind möglich c) Kein Speichelfluß mehr d) Mund beim Kauen weniger weit offen e) Es verbleiben keine Speisereste im Mund **Fazit:** **Leichte Beeinträchtigung**

Pharyngeale Phase	Ösophageale Phase
a) Schluckt Speichel spontan nur in Rückenlage b) Nasensonde und geblockte Trachealkanüle, dadurch Behinderung des Schluckens c) Hustenreflex vorhanden, jedoch nicht effektiv **Fazit:** **Maximale Beeinträchtigung**	Kein klinischer Hinweis auf Reflux oder Regurgitation
a) Schluckt z.T. spontan seinen Speichel im Sitzen b) Verschlossenes Tracheostoma, PEG c) Hustenreflex ineffektiv durch mangelhafte Rumpfkontrolle d) Willkürliches Räuspern nicht möglich e) Aspirationsgefahr bei Flüssigkeiten f) Herabgesetzte Sensibilität im Kehlkopfbereich **Fazit:** **Mittelgradige Beeinträchtigung**	
a) Schluckt spontan in allen Ausgangsstellungen b) Nur noch Tee über die PEG c) Kann kräftiger abhusten d) Ansätz von willkürlichem Räuspern e) Herabgesetzte Sensibilität im Kehlkopfbereich **Fazit:** **Leichte Beeinträchtigung**	

2.7.2 Übersicht über die Entwicklung von Sondenernährung hin zu vollständiger oraler Nahrungsaufnahme und bedingter oraler Flüssigkeitsaufnahme - Tabelle 2

Datum	Kostform	Menge	Flüssigkeit	Menge
09.11. - **15.11.95**	**Sondenkost** **(nasal)**	**2000 ml** **Fresubin flüssig**	**via nasale** **Sonde**	**1000 ml Tee**
23.-27.11.	s. o.	1500 ml Fresubin flüssig	s. o.	1000 ml Tee
29.11.95 Mitte 12/ 95 + Mitte 03/ 96	PEG + Kauversuche in Gaze Spatelspitze Pudding	1500 ml Fresubin flüssig 500 ml Fres. plus	via PEG	1500 ml Tee
08.04.96 Mitte 06/96	PEG + oral	500 ml Fresubin flüssig 500 ml Fres. plus 500 ml 750MCT / 1:1 1/2 Mahlzeit pürierte Kost	PEG	s. o.
Ab 08.07.	PEG + oral	s. o. tagl. 1 Mahlzeit / püriert	PEG	s. o.
Ab 29.07. Mitte 10/96	PEG + oral	500 ml Fres. plus 500 ml 750MCT / 1:1 500 ml Fresubin flüssig nur noch bei Bedarf Frühstück u.Mittagessen	PEG + oral	s. o. ca. 100 ml tgl.
Ab 02.11.	PEG + oral	500 ml Sondenkost 3 Mahlzeiten / Vollkost	PEG + oral	s. o. ca. 250 ml tgl.
Seit 12.11.96 erfolgte ausschließlich orale Nahrungsaufnahme*				
12/96			PEG + oral	s. o. ca. 350 ml tgl.
01.97			PEG + oral	s. o. ca. 500 ml tgl.

* Sondenkost wurde nur noch in den 1-3 Tagen nach einem Krampfanfall gegeben, solange der Allgemeinzustand des Patienten eine orale Nahrungsaufnahme nicht erlaubte.

2.7.3 Entwicklung oraler Nahrungs- und Flüssigkeits-aufnahme / Pat.: J. A.

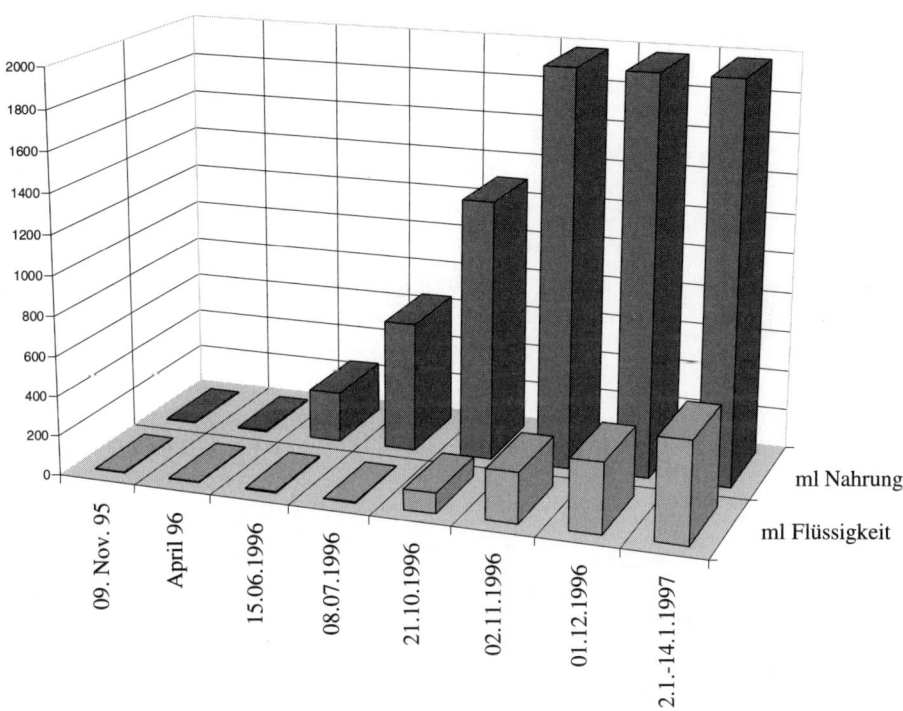

3 Fallstudie H. P.

3.1 Einführung

Diese Studie beschreibt die Rehabilitation eines 50-jährigen Mannes, der nach einem Hirnstamm- und Kleinhirninsult an funktionellen Ausfällen in Form von Ataxie, sowie Facio-Oralen und respiratorischen Beeinträchtigungen leidet.

Neun Monate nach dem Ereignis und nach mehreren Aspirationspneumonien beginnt für ihn ein Rehabilitationsprogramm, welches auf das Wiedererlernen orofacialer Bewegungen, Beeinflussung oro-pharyngealer Sensibilität und die Wiederherstellung des normalen Atemweges abzielt. Zunächst erfordert der Zustand des Patienten die Versorgung mit einer geblockten Trachealkanüle, sowie ausschließlich enterale Ernährung über PEG. Nach sechsmonatiger, intensiver Therapie kann die geblockte Kanüle durch eine Sprechkanüle ersetzt werden und die therapeutische orale Nahrungsgabe Teil der Behandlung zur Förderung der normalen Schlucksequenz werden.

Bei Abschluß der stationären Rehabilitation nach drei weiteren Monaten benötigt der Patient keine Trachealkanüle mehr und ist voll oral ernährt.

3.2 Der medizinische Hintergrund: Störungen des Facio-Oralen Traktes nach Stammhirninfarkt

„Infarkte im Bereich des Hirnstamms führen, sofern sie bilateral lokalisiert sind, meist zu schweren Schluckstörungen, jedoch können auch im Hirnstamm einseitige Hirninfarkte mitunter erhebliche Schluckstörungen hervorrufen." (Buchholz; Prosiegel, 1993)

Prosiegel (1993) stellt dar, daß der untere Hirnstamm am Schluckakt nicht nur durch die dort sitzenden Hirnnervenkerne (Pons: V Trigeminus, VII Facialis / Medulla oblongata: IX Glossopharyngeus, X Vagus, XII Hypoglossus) beteiligt ist, sondern die orale und wahrscheinlich auch die pharyngeale Phase zentral kontrolliert. Die drei im Bereich von Pons und Medulla oblongata gelegenen sogenannten „pattern-generators" koordinieren die Aktivität der Hirnnerven V, VII, XII (die wichtigsten Hirnnerven im Bezug auf die orale Phase), IX und X (pharyngeale Phase) und empfangen bereits bearbeitete sensorische Rückmeldungen über die Hirnnerven V, VII, IX und X. So wird die motorische Aktivität unter Mitwirkung des Großhirns nachgesteuert. Die „pattern generators" überwachen den sensomotorischen Ablauf des Schluckaktes.

Bezogen auf das Fallbeispiel H. P. bedeutet das, daß nicht nur Paresen und fehlende sensible Information der relevanten Strukturen, sondern auch fehlende Koordination die sensomotorische Aktivität „Schlucken" beeinträchtigen. Außerdem ist die Gesamtkörperkoordination durch eine Ataxie beeinträchtigt.

3.3 Aufnahmebefund

3.3.1 Auszug aus dem Arztbericht

Name:	H. P.
Alter:	50 Jahre
08.08.1994	Hirnstamminfarkt mit Kleinhirninsult rechts
08.08.1994 - 21.12.1994	Klinik für Intensivmedizin Rostock
21.12.1994 - 05.05.1995	Rehabilitationsklinik Brandenburg
05.05.1995 - 01.03.1996	Rehabilitation Klinik Bavaria Kreischa/Sachsen

Krankengeschichte
(zusammengefaßt aus Berichten des Akutkrankenhauses und des zuerst behandelnden Rehabilitationszentrums)

Diagnose:
Z.n. Hirnstamminsult mit Kleinhirninsult re. (medulo-pontin re.), 8.8.1994:

- Rumpf- und Gangataxie
- Facialisparese rechts
  Glossopharyngeusparese rechts
  partielle Vagusparese rechts
  N. recurrens Parese links
  Hypoglossusparese rechts (Dysarthrie)
  ausgeprägte Schluckstörung sowie Dysphonie

Z.n. gehäuften Aspirationspneumonien und Refluxösophagitis

8.8.1994 bis 21.12.1994
Klinik für Anästhesie und Intensivmedizin Rostock
Somnolenz, V.a. Apoplex, jedoch keine Zeichen im CT

9.8.1994	akuter Atemstillstand, Intubation und Beatmung V.a. Enzephalitis PEG-Anlage
24.8.1994	Tracheotomie, Tracheale Sprechkanüle

20.9.1994   MRT (Magnetic Resonance Tomographie)
Infarkt im Versorgungsbereich A. cerebri inferior-posterior,
incl. dorsolateraler Anteile der Medulla oblongata

Klinik für Thoraxchirurgie Vogelsang
Zwischenverlegung zur Diagnostik aufgrund Dysphagie und rezidivierender Pneumonien mit folgenden Fragestellungen:
- Besteht die Möglichkeit einer operativen Korrektur der bestehenden Paresen im Schlundbereich?
- V.a. Trachealstenose, der sich nicht bestätigte.

21.12.1994 bis 5.5.1995
Rehabilitationsklinik Brandenburg
- Schlucktherapie, so der Bericht, konnte nicht effizient durchgeführt werden, da kein Laryngoskop zur Überwachung zur Verfügung stand. Nur geringe Besserung der Symptomatik.

10.2.1995
Konsultation in der **Klinik für Thoraxchirurgie Vogelsang**
- entzündliche Trachea sowie hochentzündliche Bronchien
- Diskussion der Ultima Ratio passagerer Verschluß des kehlkopfnahen Trachealendes bzw. Laryngektomie
Der Eingriff sollte jedoch frühestens ein Jahr nach dem Ereignis erfolgen, da HNO Rückläufigkeit der Paresen feststellte und bezweifelte, daß das Erlernen von Ersatzsprache bei den vorliegenden Lähmungen möglich sei.

5.5.1995 bis 1.3.1996
Neurologische Rehabilitation in Kreischa/Sachsen (Klinik Bavaria)

Sozialer und familiärer Hintergrund
Herr P. war zum Zeitpunkt der Behandlung 50 Jahre alt (geb. Oktober 1945). Beruflich war er als Maschinenbauingenieur und später als Informatiker beschäftigt, bevor er als selbständiger Handelsvertreter einer Bauspar- und Finanzgesellschaft arbeitete.
Er war in zweiter Ehe verheiratet. Jeder der Ehepartner brachte einen erwachsenen Sohn in die Ehe. Das Ehepaar lebte in der zweiten Etage eines Mietshauses ohne Fahrstuhl. Die Wohnung, insbesondere das Bad, waren nicht rollstuhlgerecht.

3.3.2 F.O.T.-Aufnahmebefund

Der im Mai 1995 erstellte Aufnahmebefund beinhaltet folgende Bestandteile:

- Einen von der Autorin entwickelten **F.O.T.-Befundbogen.** (Befundbogen des Facio-Oralen Traktes).
  Dieser ist in seiner umfassenden Form abgebildet. Das stichwortartig kursiv ausgefüllte Instrument gibt die klinische Ausprägung der Symptomatik sehr detailliert wieder. Stehen beim Ausfüllen des Bogens zwei vorgegebene Optionen zur Wahl, so ist die zutreffende unterstrichen. (z.B. Trachealkanüle geblockt / ungeblockt; d.h. geblockte Trachealkanüle.)

- Es folgt die Darstellung der Problematik aus Sicht des hausinternen **HNO-Arztes.**

- Zuordnung der im Befundbogen abgebildeten Symptome in die **Phasen der Schlucksequenz** nach Coombes.

FOT-Befundbogen

Patient: **Herr P.**
Therapeut: **W., D.**
Datum: **18.5.1995, Aufnahmebefund**

➜ Gesamtkörper
➜ Gesicht
➜ Mund + orale Bewegungen
➜ Atmung + Stimme

Allgemeine Beobachtungen:

- Ernährungssonde: *PEG seit 18.8.1994*

- Tracheostoma: <u>offen</u> / geschlossen *seit 24.8.1994*

- Trachealkanüle: <u>geblockt</u> / ungeblockt
                         kann Kanüle verschlossen werden, Dauer
Dauerhaft geblockte Trachealkanüle seit HNO-Konsil in Kreischa wegen „massiver Aspiration von Speichel" (s. S. 91); zuvor Sprechkanüle, mehrfach Pneumonien.

- Wachheit / Bezug zur Umwelt
Patient reagiert adäquat auf alles, zeigt keine Probleme.

- Verbale / non-verbale Kommunikation
Verbal: Bei entblockter, zugehaltener Trachealkanüle (während FOT) möglich, dabei stark gurgelnde, teils unverständliche Stimme.
Non-verbal: Über Mimik und Gestik oder Schreiben (aufgrund Ataxie teils nicht lesbar).

- Interaktion mit der Umwelt:
  (Fixieren mit Augen, (zielgerichtetes) Bewegen, Bewältigen von Alltags-
  geschehnissen)
  Patient ist weitestgehend selbständig (Körperpflege, Ankleiden...).
  Es besteht eine Unsicherheit während des Transfers aufgrund der Ataxie.
  Daher ist eine Einhaltemöglichkeit bzw. Hilfsperson nötig.
  Patient bewegt sich selbständig im manuellen Rollstuhl fort, nutzt Arme und
  Beine zum Fahren.

1. Haltung und Bewegung
Ataxie, Kompensation durch Tonuserhöhung /
fixierte - nicht dynamische - Stabilität

Liegen	*Einnehmen jeder Position möglich;*
	Hypo-normoton.
Sitzen	*Freies Sitzen möglich bei aktivem Fixieren des Rumpfes*
	(Tonussteigerung);
	Benötigt viel Unterlage, um loslassen zu können;
	Seitliche Tische ermöglichen aufrechtes Sitzen
	und freie Kopfbeweglichkeit.
Stehen	*Stark erhöhter Tonus;*
	Sicheres Stehen nur mit Festhalten möglich.

Alle Gelenke sind frei, aktiv beweglich. Feinmotorik eingeschränkt (greifen
und hantieren).

2. Gesicht / Mimik
Facialisparese rechts

a) In Ruhe: *nicht auffällig*

b) Bei spontanen Bewegungen (z.B. non-verbaler Kommunikation):
  Ausdrucksvoll;
  Rechte Seite besonders im Mundbereich weniger aktiv;
  Asymmetrie.

3

c) während der Untersuchung
- *Stirnbereich: Endgradig beweglich, jedoch reduzierte Qualität (Schnelligkeit, Selektivität).*
- *Nasen- und Mundbereich re.:*
  Alle Bewegungen sind ansatzweise möglich;
  Wange und Orbicularis oris hyperton;
  Neigt insgesamt zu Mitbewegungen;
  Sensibilität rechtsseitig eingeschränkt;
  (z.B. Nase „läuft" unbemerkt).

3. Mund

a) taktile Untersuchung

Reaktion auf Berührung: *Normal.*

Sensibilität: im gesamten Mundbereich deutlich reduziert (rechts mehr als links)

   a) Zahnfleisch:
- *Berührung wird gespürt (li. > re.).*
- *Die Kälte von Eis wird rechts nicht gespürt.*

   b) Zunge:
- *Sensibel bezüglich Berührung;*
  Hinterer Anteil kann ohne Abwehrreaktion berührt werden (hyposensibel).
- *Kälte wird meist nicht gespürt.*

   c) Gaumen und Rachen:
- *Berührung wird ohne Reaktion toleriert.*
- *Berührung der rechten Seite wird meist nicht gespürt.*
- *Kälte wird nicht gespürt.*

b) visuelle Untersuchung

Beschreibung der Strukturen / Funktion

   Gesunder Mundraum (Zahnfleisch, Zähne ...);
   Speichelansammlung vor dem Ausspucken.

Zähne: *o.B.*

Zahnfleisch: *o.B.*

Zunge: *Rechts leichtes Zittern in Ruhe,*
   flacher als links (leichte Atrophie).

Beweglichkeit

Zungenbewegungen innerhalb und außerhalb des Mundes:

- *Aktiv in alle Richtungen möglich;*
- *Nach rechts und besonders nach oben nicht endgradig und selektiv möglich;*
- *Unterlippe „schiebt" die Zunge;*
- *„n" und „g" undeutlich (aufgrund eingeschränkter Zungenbewegung nach oben).*

Weicher Gaumen:

- *Bei der Phonation von „a" zieht das Zäpfchen nach links.*
- *Rechte Seite zeigt Aktivität, dichtet aber die Nase nicht ab. Speichel läuft aus der Nase.*

Kieferbewegungen:

Sie wirken insgesamt verspannt, laterale Bewegungen sind reduziert.

4. Schlucken

a) Speichel

Spontan: - *Das Schlucken von Speichel wird derzeit vermieden. Speichel wird ausgespuckt oder abgehustet.*
- *Wenn Pat. dennoch schluckt, dreht er den Kopf nach rechts (als Kompensation erlernt).*

Nach Stimulation:

Sehr selten (ca. 3x in 45 Minuten).

Qualität: *Nicht effektiv, massive Speichelresiduen (gurgelnde Stimme) mit starker Anspannung des Körpers und Mundes.*

Aspirationszeichen:

Husten und Speichelfluß aus der Nase nach jedem Schlucken. Speichel wird (meist willkürlich) über die Kanüle abgehustet.

b) Nahrung

Ernährungsstatus   *Voll über PEG*

Verarbeitung verschiedener Konsistenzen   *Entfällt*
   Möglichkeiten: *s.o.*
   Bewegung der einzelnen Strukturen: *s.o.*

5. Atmung / Stimme

Atembewegungen:
     Abdominal und costal möglich, jedoch häufig clavicular.

Husten: - *Unwillkürlich selten bzw. nie, selbst bei offensichtlicher Aspiration (Speichel am Kanülenende), reduzierte Sensibilität;*
         - *Willkürlich kräftig.*

Stimme: *Enorm „gurgelnd" bei Entblockung aufgrund von Speichelresiduen:*
         - *Häufig unverständlich;*
         - *Kein Schlucken durch sensorisches Feedback ausgelöst.*

Kehlkopf: - *Hypotone umgebende Muskulatur;*
         - *Kehlkopf bewegt sich beim Schlucken nur minimal nach oben und deutlich nach rechts.*

Koordination: Sprechen + Schlucken, Atmen + Schlucken
         - *Schlucken wird vermieden;*
         - *Sprechen und Schlucken: trotz schwer gurgelnder Stimme kein Schlucken;*
         - *Atmen und Schlucken: Husten mit anschließendem Schlucken nicht möglich.*

HNO 1

KLINIK			
KONSILIAR-ANFORDERUNG / UNTERSUCHUNG			1

P	Konsiliar-Fachrichtung / Gebiet		
		Datum	
	Anfordernde Stelle	Klinik I ☐	Klinik II ☐
	Fachrichtung		
	Station/Abtlg.	Tel.	
Patientenaufkleber	Arzt	Tel.	
			bitte lesbar!

Grundleiden / Grund des Aufenthalts

Entlassungstermin:

Laufende Medikation

Problem / Fragestellung (evtl. mit objektiven Befunden)

3

Stellungnahme des konsultierenden Arztes

5.5.95   Ø Ergoth.

Mundastschw. n. faz. re.,
Glossopharyng. re. mot. Schwäche (weicher Gaumen schl. re. nicht exakt)
keine Rec. Parese
acc. wahrsch. int.,
diskret Hypogl. re.
Der Schluckakt ist initiierbar und wird auch realisiert, dabei exakter
glott. Schluß (Trachea-Endoskopie).
Im Intervall (Prae- u. postdeglutt.) **massiver** Speichelfluß via Glottis
i. d. Trachea.
Nasale Endoskopie wird (ohne Anaesth.) bis zur Epiglottis reaktionslos
toleriert - deutliche SENSIBILITÄTSSTÖRUNGEN.
Keine Atrophien.
Wegen d. Aspirationsproblematik wurde blockbarer Tubus (Nr. X) plaziert.
Ergotherap. Training sollte auf Sensib.-Training konzentriert werden.

Spezielle Empfehlungen

Prof. Dr. J.-G. Heidelberg

Datum   Unterschrift / Stempel

Zuordnung der im Befundbogen dargestellten Symptome in die Phasen der Schlucksequenz nach Coombes

Die Phaseneinteilung erfolgt anhand der Analyse des normalen Schluckaktes nach Coombes (s. Pkt. 1.2.3).
Das nun folgende Beispiel bezieht sich auf das Schlucken von Speichel.

Prä-orale Phase
Die Ataxie beeinträchtigte das Einnehmen einer optimalen Gesamtkörperposition zum Schlucken in jeglicher Ausgangsstellung. Es bestanden Hypotonus im Liegen, sowie fixierte statt dynamische Stabilität im Sitzen.

Orale Phase
Mundschluß und das Spüren von Speichel im Lippenbereich stellten trotz der sensomotorischen Einschränkungen in der rechten Gesichtshälfte kein Problem mehr dar. Es kam nicht mehr zum Speichelverlust aus dem Mund.
Festzustellen waren reduzierte sensomotorische Fähigkeiten der Zunge, insbesondere beim Spüren von Speichel, Speichel sammeln und bei dessen horizontalem Transport, der sich durch eine gegen den Gaumen (nach oben) gerichtete ,,Wellenbewegung" auszeichnen sollte.

Pharyngeale Phase
Die Auslösung des reflektorischen Anteils des Schluckaktes erfolgt normalerweise durch sensorische Stimulation des Gaumenbogens, der Zunge, der Epiglottis und des Larynx. Da Herr P. diese Reize kaum wahrnahm, war der sensomotorische Kreislauf unterbrochen.

Schutz des Atemweges:
Das Anheben des Gaumensegels rechts war reduziert, so daß es nicht zum effektiven Abdichten des Nasenraumes kam.
Die Stimmlippen schlossen adäquat.
Der Kehlkopf hob sich in nur sehr geringem Maße, er wich nach rechts ab.

Ösophageale Phase (hypothetische Betrachtung)
Die Öffnung des oberen Ösophageussphinkters wird innerhalb der normalen Schlucksequenz überwiegend durch muskulären Zug aufgrund der Aufwärtsbewegung des Kehlkopfes und des Zungenbeines nach vorne-oben ausgelöst (Coombes; Prosiegel, 1995). In Herrn Ps. Fall war, bei mangelnder Kehlkopfelevation, eine Einschränkung der Sphinkteröffnung wahrscheinlich.

Somit bestanden in allen Phasen deutliche Einschränkungen!

3.4 Erster Behandlungsabschnitt

**Phase der Anbahnung physiologischer Bewegungs-
muster bezüglich**
a) **Schlucken**
b) **Atmung**

Die Darstellung der Therapie des Facio-Oralen Traktes bei Herrn P. erfolgt in drei
Abschnitten. Diese Aufteilung ermöglicht eine klarere Erläuterung des Therapieaufbaus. Zeitlich überlappen die einzelnen Phasen der Behandlung jedoch. Hervor-
zuheben gilt insbesondere, daß die Arbeit an physiologischen Bewegungsmustern
den roten Faden des gesamten Zeitraums bildete.

Sie wird ausführlich, zum Teil in andere Behandlungsabschnitte übergreifend, im
Kapitel 3.4 beschrieben.

Zunächst wurde der Patient fünf mal 45 Minuten pro Woche behandelt.

3

Auswirkung der Störung des Facio-Oralen Traktes

- Versorgung mit **geblockter Trachealkanüle**

- Ernährung vollständig über **PEG**

- Ausspucken von **Speichelansammlungen**
  Vermeiden des Schluckens

- KEIN Anzeichen eines unwillkürlichen **Hustens**
  KEIN Schlucken nach Husten
  Kraftvolles willkürliches Husten

- **Kommunikation** über Mimik/Gestik, sowie Schreibtafel
  Sprechen bei entblockter Trachealkanüle unverständlich

Ziele

Sicheres Speichelschlucken
- unter Nutzung normaler Bewegungsmuster (weniger Anstrengung)
- spontanes Schlucken

Spontanes Husten
- mit anschließendem Schlucken

Atmung über Mund/Nase anbahnen
- verbale Kommunikation
- sensible Rückmeldung

Maßnahmen

Stimulierung des Speichelschluckens
bei entblockter Trachealkanüle

Förderung selektiver Bewegungen und des **sensiblen Feedbacks**
+ Gesicht
+ taktile Stimulation mit Kälte
+ aktive und passive Zungenbewegungen
      gezielt
      ausdauernd
      schnell

Verschließen der entblockten Kanüle

Behandlungsaufbau

Positionierung

„Richtige Positionierung ist sowohl hinsichtlich der Reduzierung abnormer Reflexe als auch zur Förderung normaler Bewegung unerläßlich. Da das Schlucken nicht ausschließlich als Reflex zu sehen ist, können sensorische und motorische Stimuli therapeutisch genutzt werden, um den Schluckreflex auszulösen." (Groher, 1992)

In Bobath-Termini ausgedrückt: Schlucken im normalen Muster wird durch einen funktionellen Haltungshintergrund erst möglich. Ataktische Patienten zeichnen sich vor allem dadurch aus, daß sie besonders im thorakalen Bereich nicht zu einer „stabilisierten Mobilität" kommen können. Sie kompensieren durch Fixierung des ganzen Körpers (Davies, 1994).

Die effektivste Behandlungsposition für Herrn P. war folgende:
Sitzend auf einem normalen Stuhl wurden die Unterarme jeweils seitlich auf einem taillenhohen Tisch abgelegt. So wurde ihm äußere Stabilität geboten. Dadurch konnte er einerseits die Schulter-Nackenpartie und den oberen Rumpf entspannen, andererseits gezielt mobil werden, um etwas vom Tisch zu nehmen (z.B. ein Tuch zum Säubern der Nase). (Abb. 1a-c)

3

Speichelschlucken

„Wenn der (Schluck-) Reflex nicht ausgelöst wird, sammelt sich Material, das über den Zungengrund läuft, in den Rezessi des Pharynx, inklusive der Valleculae und Sinus piriformis, und/oder fließt in die unteren Atemwege. Diese stehen offen, bis der Reflex ausgelöst wird. Bei Patienten, deren Reflex nicht oder zu spät ausgelöst wird, ist die Therapie darauf ausgerichtet, den Reflex zu stimulieren." (Logemann, 1983)

Als Herr P. erstmalig vom HNO-Arzt untersucht wurde, konnte er ein Schlucken mit Glottisschluß initiieren, aspirierte aber massiv zwischen dem Schlucken. (HNO-Konsil vom 5.5.95, S. 91)

Im Rahmen der klinischen Untersuchung äußerte der Patient, daß er aus Angst vor Aspiration das Schlucken vermeide. Er hatte in seiner bisherigen Dysphagie-

Behandlung die Drehung des Kopfes zur rechten schwächeren Seite während des Schluckaktes erlernt. Dies sollte eine Ansammlung von Material auf der rechten Pharynxseite vermeiden. In dieser Position waren ihm kleine Mengen Götterspeise oral verabreicht worden. Als Herr P. diese Technik demonstrierte, ging das Schlukken mit deutlichem Pressen des Mund- und Halsbereiches einher, ein Zeichen von Anstrengung. Der Tonus des gesamten Körpers nahm dabei zu.

Die Kompensationstechnik wurde zugunsten normaler Facio-Oraler, inklusive freier Kehlkopfbeweglichkeit aufgegeben. Daher wurde der Kopf in die Mittelstellung mit leichter Flexion gebracht, die normalerweise zum Schlucken eingenommen wird. Diese Position ermöglicht ein Maximum an koordinierter Bewegung während des Schluckens (Coombes). Um darüber hinaus freie Kehlkopfbeweglichkeit zu fördern, wurde die **Trachealkanüle** während der F.O.T.-Therapie **entblockt.**

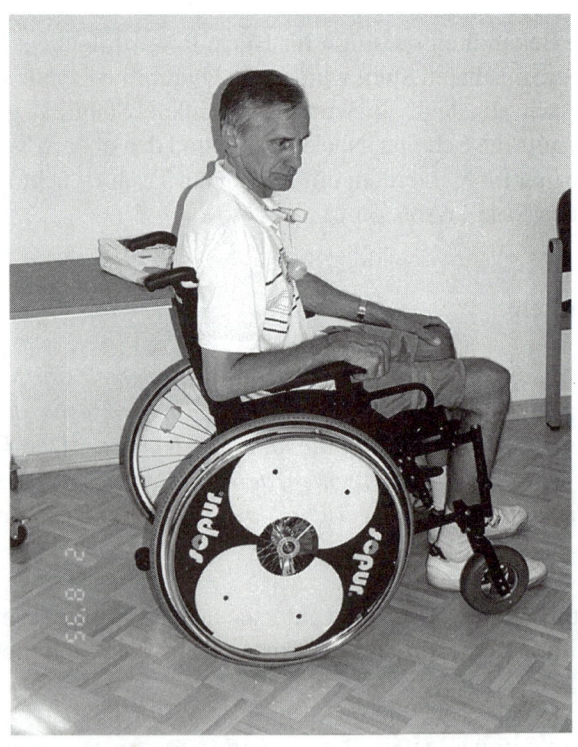

Abb. 1a: H. Ps. Position im Rollstuhl

Abb. 1b: Transfer:
Mit etwas Unterstützung
sind Gehen und Stehen
möglich.

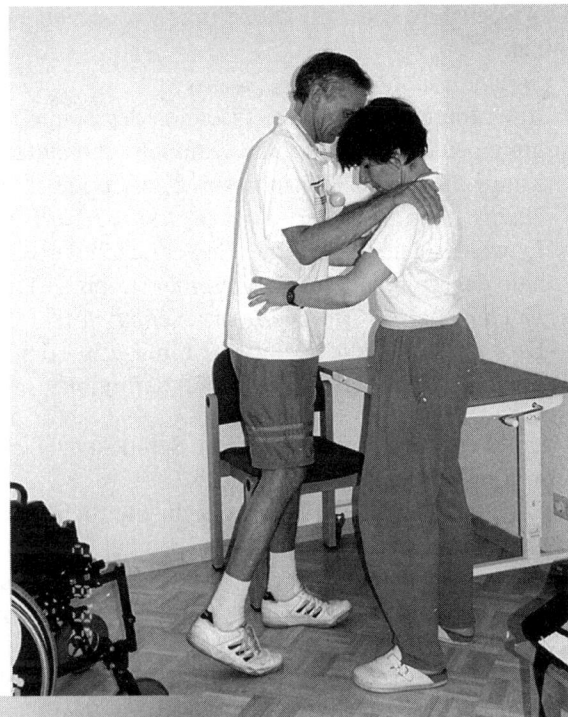

3

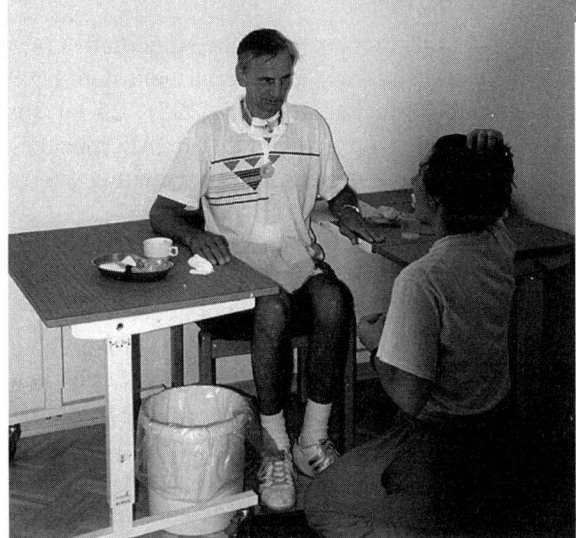

Abb. 1c: Sitzende Behandlungsposition auf einem Stuhl:
Die seitlichen Tische bieten Stabilität.

Das **Speichelschlucken** wurde durch verschiedene **Fazilitationstechniken** unterstützt:

- *Stimulation des Zungengrundes*
  Im vorderen und mittleren Bereich der Zunge wird die rollende Abdruckbewegung der Zunge gegen den Gaumen unterstützt. Diese „Wellenbewegung" der Zunge dient dem Transport des Speisebolus in der oralen Phase.
- *Taktile Hilfe zur Speichelentleerung des Vallecullarraums*
  Es werden leicht kreisende Bewegungen der Fingerkuppen jeweils lateral oberhalb des Zungenbeins durchgeführt (Abb. 2c).
- *Leichte, passive Bewegung des Kehlkopfes*
  Dies geschieht zur dosierten Mobilisation der Region und zum Erspüren von Speichelseen oberhalb der Kehlkopfregion.

Herr P. kam durch Fazilitation zum Schlucken. Die Schluckfrequenz sowie -qualität waren jedoch erheblich gemindert.

Da es dem Patienten zunächst nicht möglich war, häufig und effektiv genug zu schlucken, hustete er aspirierten Speichel willkürlich über die Trachealkanüle ab und/oder spuckte Restspeichel aus (Abb. 3a-c). Häufige Tests des Stimmklangs bei Vokalphonation wurden genutzt, um die **Speichelmenge** oberhalb des Kehlkopfes akustisch zu überprüfen (Abb. 3d). Diese Maßnahmen zur Sicherheit beanspruchten zunächst über die Hälfte der FOT-Therapiezeit, konnten im Therapieverlauf jedoch kontinuierlich abgebaut werden.

Das Diagramm H. P. 1 (s. S. 131) gibt die durchschnittliche, innerhalb einer Therapiestunde nicht geschluckte Speichelmenge wieder. Die ausgehustete bzw. ausgespuckte Speichelmenge betrug bei Therapiebeginn (Mai 1995) 125 ml. Im Dezember '95 benötigte Herr P. seinen bisher ständig mitgeführten „Ausspuckbecher" nicht mehr. Herr P. wertete den Therapiefortschritt als Steigerung seiner Lebensqualität.

(Im September '95 wurde für kurze Zeit speichelhemmende Medikation angesetzt. Sie machte den Speichel derart zäh, daß Herrn Ps. Problem, Speichel hinunterzuschlucken, subjektiv zunahm. Daraufhin wurde das Medikament abgesetzt.)

Neben der meßbar reduzierten, nicht geschluckten Speichelmenge, verdeutlichte Herrn Ps. Stimme den Therapiefortschritt. Bedingt durch das effektivere Schlucken des Speichels verschwand der „gurgelnde" Stimmklang. Die gurgelnde Stimme ist ein eindeutiges klinisches Zeichen für Speichelresiduen. Gleichzeitig wurden dysarthrische Störungen des Sprechens, die zuvor überdeckt waren, deutlich hörbar. Verursacht durch reduzierte Zungen- und Gaumenbeweglichkeit sprach Herr P. verwaschen und nasal. Die HNO-Untersuchung vom 8. November 1995 bestätigte den Erfolg: Häufiges spontanes Schlucken von Speichel wurde beobachtet. Der Patient war jedoch noch nicht frei von Aspiration (HNO Konsiliarbericht 2).

HNO 2

KLINIK

KONSILIAR-ANFORDERUNG / UNTERSUCHUNG   8

P	Konsiliar-Fachrichtung / Gebiet
	Datum
	Anfordernde Stelle Klinik I ☐ Klinik II ☐
	Fachrichtung
	Station/Abtlg. Tel.
Patientenaufkleber	Arzt Tel.
	bitte lesbar!

Grundleiden / Grund des Aufenthalts

Entlassungstermin:

Laufende Medikation

Problem / Fragestellung (evtl. mit objektiven Befunden)

3

Stellungnahme des konsultierenden Arztes

8.11.95   Ø Ergoth.

Nach dauerhafter Entblockung (13. Okt. 95) jetzt deutlich intensiver und häufiger spontanes Schlucken / Leerschlucken. Dabei <u>keine</u> Aspiration. Gelegentlich noch „Überlaufen" des Speichels - Pat. gibt nun aber spontan Mißempfindungen an (Besserung sensibl. Empfindungen).

Kleinere Kanüle (Nr. VIII) plaziert, um natürl. Bedingungen „näher" zu kommen.

[Unterschrift]

Prof. Dr. J.-G. Heidelbach

Spezielle Empfehlungen

Datum   Unterschrift / Stempel

Abb. 2a-c: *Organisierte taktile Stimulation im Mundbereich mit einem Eisstäbchen.*

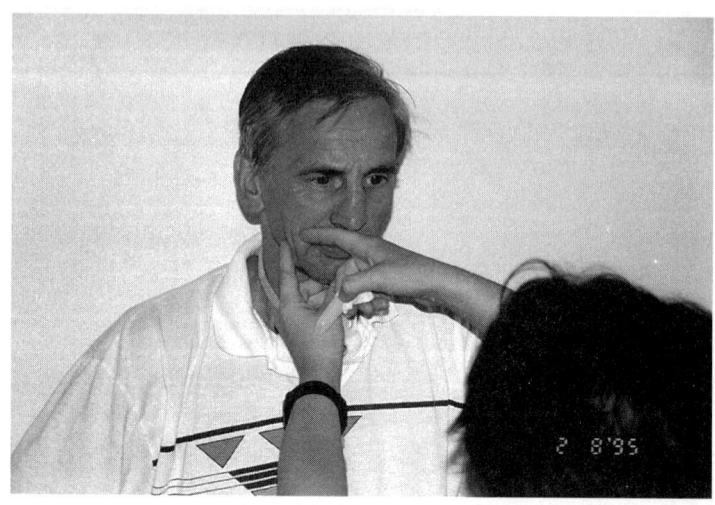

Abb. 2a: *Kieferkontrollgriff mit der linken Hand der Therapeutin: Der rechte Zeigefinger der Therapeutin gibt taktile Information über den Ort der Stimulation, hier Zahnfleisch oben rechts.*

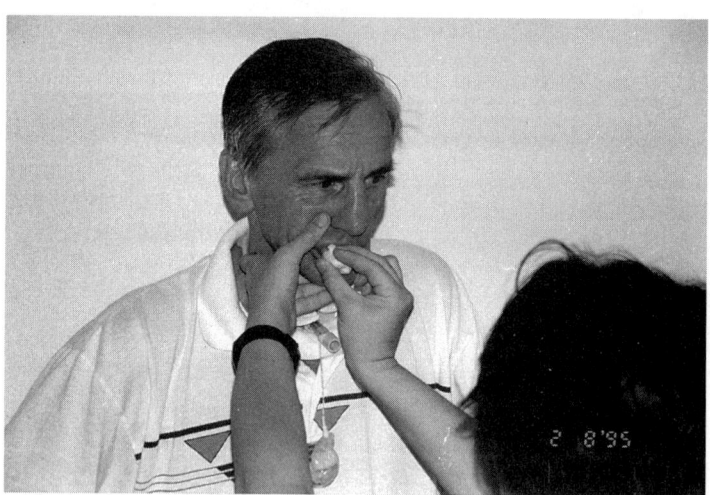

Abb. 2b: *Hemmung des Anhebens der Oberlippe mit dem linken Daumen: Die rechte Hand stimuliert das Zahnfleisch durch Reiben mit dem Eisstäbchen.*

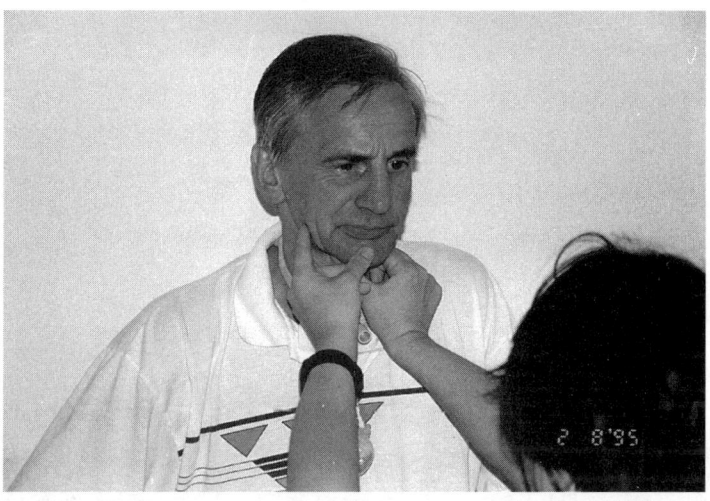

3

Abb. 2c: Das Schlucken wird durch Fazilitation des hinteren Zungenanteils stimuliert.

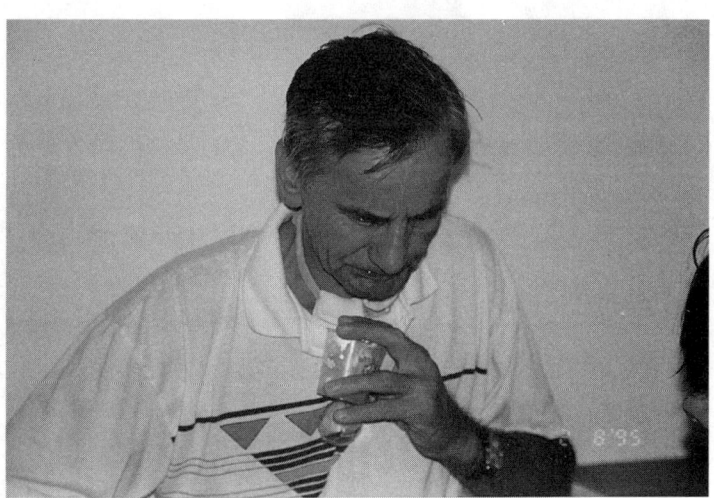

Abb. 3a: Es kommt zu willkürlichem Abhusten von aspiriertem Speichel.

Abb. 3b-c: Speichelreste, die nicht geschluckt werden können, werden ausge-spuckt.

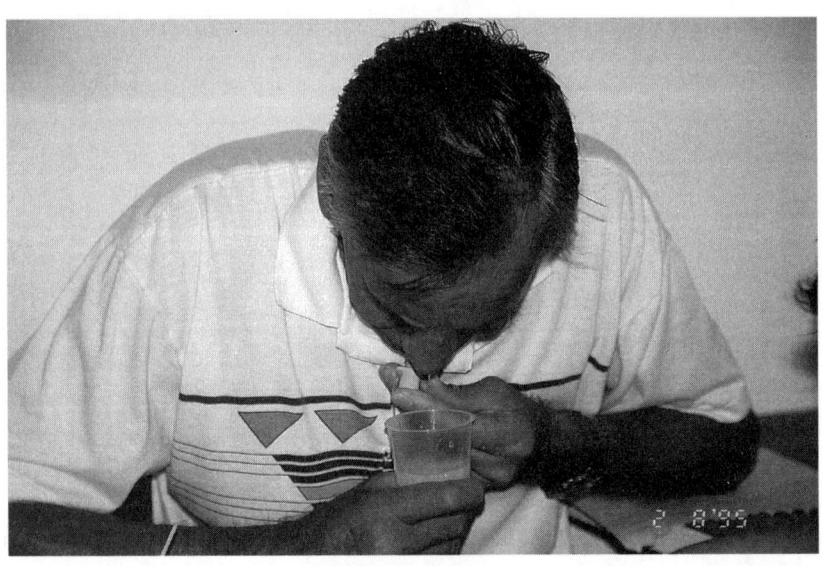

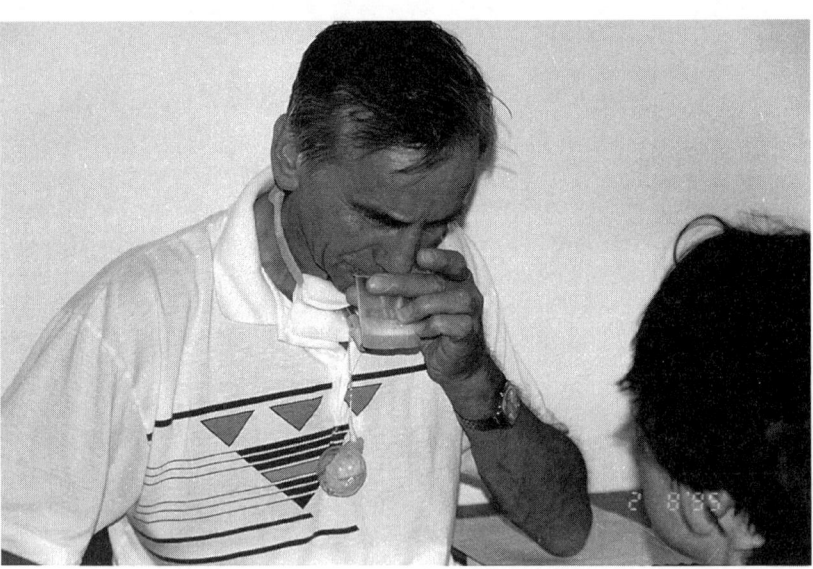

Abb. 3d: Phonation macht Speichelreste, die oberhalb der Stimmlippen sitzen, „hörbar".

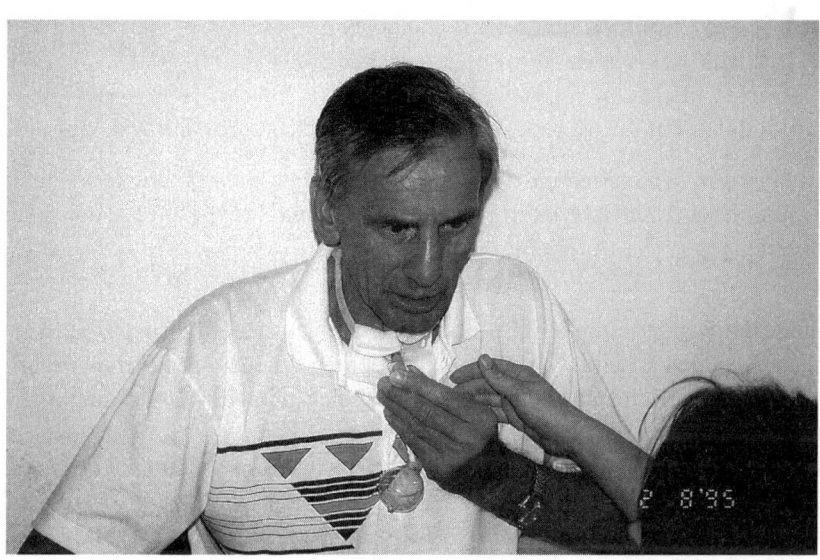

3

Förderung der selektiven Bewegungen und des sensorischen Feedbacks

„Die zweite Entscheidung (die erste betrifft orale bzw. alternative Ernährung) bezieht sich auf die Behandlung von Patienten mit gestörter Nahrungsaufnahme: Entweder wird am Schlucken direkt - über orale Nahrungsgabe und Verstärkung der zum Schlucken benötigten Verhaltensweisen - oder indirekt über Übungen zur Verbesserung der motorischen Kontrolle, die zum normalen Schlucken benötigt wird, weitergearbeitet." (Logemann, 1983).

In Herrn Ps. Fall lag in einem solchen Maße Speichelaspiration vor, daß das Erarbeiten sensomotorischer Funktionen (indirekte Therapie nach Logemann) indiziert war. Wie schon Groher (1992) feststellte, gibt es eine Anzahl von „Techniken", die über Hemmung und Fazilitation orale und pharyngeale Bewegungen verbessern sollen. Wie der Patient aus Fallbeispiel 1, J. A., wurde H. P. nach der Bobath-Methode behandelt.

Das Vorgehen orientierte sich an den **Feedback-Stufen des sensomotorischen Lernens:**

1. „Passives" **Führen** in die Bewegung
2. „Aktives" **Halten** des Bewegungsausmaßes
3. Aktives **Initiieren** der Bewegung
4. **Wiederholen** der Bewegung im sinnvollen Kontext (Alltagsbezug)

Von 1 bis 4 nimmt das Ausmaß der gespürten Information (sensibles Feedback) zu. Dadurch wird die Übernahme von Bewegung als Bestandteil des normalen Bewegungsrepertoires erleichtert.

Die Inhalte der Behandlung des **Gesichts** bestanden aus Hemmen der Überaktivität der linken Gesichtshälfte und des Tonus der rechten Wange durch Arbeit innerhalb und außerhalb des Mundes. Angebahnt wurde Selektivität und Reproduzierbarkeit der Bewegungen.

Der Patient erlernte vollständig symmetrische Ausdrucksbewegungen des Gesichtes. Diese Fähigkeit verlor sich in der Komplexität von Alltagsbewegungen. Insbesondere beim Sprechen blieb die Fazialisparese rechts im Mundbereich bestehen. Innerhalb der verbalen Kommunikation sind schnelle und sehr komplexe selektive Bewegungsabfolgen erforderlich, deren Ausführung dem Patienten noch Mühe bereitete. Der Tonus des Mundes und der Wangen während des Schluckens wurde zunehmend adäquater, blieb jedoch tendenziell erhöht.

Die **taktile Stimulation des Mundes,** mit anderen Worten des Zahnfleisches und der Wangen, der Zunge und des harten Gaumens, wie sie von Coombes beschrieben wird, wurde mit Wassereisstäbchen durchgeführt (Abb. 2a-c). Dies kombiniert die Idee des klaren, organisierten taktilen Inputs mit der Erkenntnis, daß Kälte einen stärkeren Stimulus bezüglich des Schluckens darstellt als lauwarme Flüssigkeit oder Speichel. Darüber hinaus wurden der weiche Gaumen und die Rachenrückwand mit einem eingeeisten, kleinen Wattestäbchen stimuliert, da die sensible Rückmeldung dieser Strukturen maßgeblich an der Auslösung des reflektorischen Anteils des Schluckens beteiligt ist. Aspekte der thermalen Stimulation des weichen Gaumens wurden vor allem von Logemann (1983) beschrieben. Innerhalb weniger Behandlungswochen war Herr P. in der Lage, nach jedem Zwischenschritt der Eisstimulation zu schlucken. Außerdem wurde die paretische rechte Seite des weichen Gaumens deutlich mobiler. Es drang beim Schlucken teilweise noch Material in die Nase ein, aber dieses Phänomen war rückläufig.

Im Alltag traten verschiedene Veränderungen auf: Da weniger Speichel in die Nase gelangte, putze sich der Patient seltener die Nase. Der nasale Stimmklang reduzierte sich graduell.

Später, mit Beginn der oralen Nahrungsgabe, war die zunehmende Koordination des weichen Gaumens innerhalb der Schlucksequenz - besonders während des Trinkens - deutlich. Zunächst drangen Getränke in die Nase ein. Nach wenigen Wochen trat das Problem aufgrund gesteigerter Koordinationsleistungen jedoch nicht mehr auf (Diagramm H. P. 3, s. S. 133).

Eine verbesserte intra-orale Sensibilität ermöglichte es dem Patienten zu spüren, wo er mit dem Eisstäbchen berührt wurde. Berührung des weichen Gaumens und der Rachenrückwand wurden als unangenehm empfunden, ein Zeichen normaler Sensibilität. Alltagsbezogen war festzustellen, daß der Patient Speichelansammlungen im Mund spürte und später auch Reste (z.B. kleines Fruchtstückchen aus einem Löffel Joghurt) innerhalb des Mundes fühlte. Dies bildete die Basis für das Sammeln und Transportieren von Speichel (bzw. zu einem späteren Zeitpunkt Nahrung) in der oralen Phase der Schlucksequenz.

3

„Zur Durchführung automatischer Reinigungsbewegungen innerhalb des Mundes, zum Essen und Trinken und ganz besonders zum Sprechen, muß die Zunge sich selektiv und sehr schnell bewegen können." (Davies, 1994)

Diese Aussage beschreibt bereits die Ziele der Zungenbehandlung. Bei H. P. stand die Förderung endgradiger selektiver und aktiver Bewegungen der Zunge innerhalb und außerhalb des Mundes, besonders nach rechts und oben, im Vordergrund. Die Kombination hemmender und fazilitierender Faktoren war besonders in diesem Bereich wichtig, da Herr P. den Mangel an aktiver Zungenbeweglichkeit durch schiebende Bewegungen des Kiefers und der Lippen kompensierte (Abb. 4a-f).

Abb. 4a-f: Fazilitation eines normalen Bewegungsmusters innerhalb der Aktivität „Zungenspitze zur Oberlippe" - Alltagsbezug: Ablecken der Oberlippe

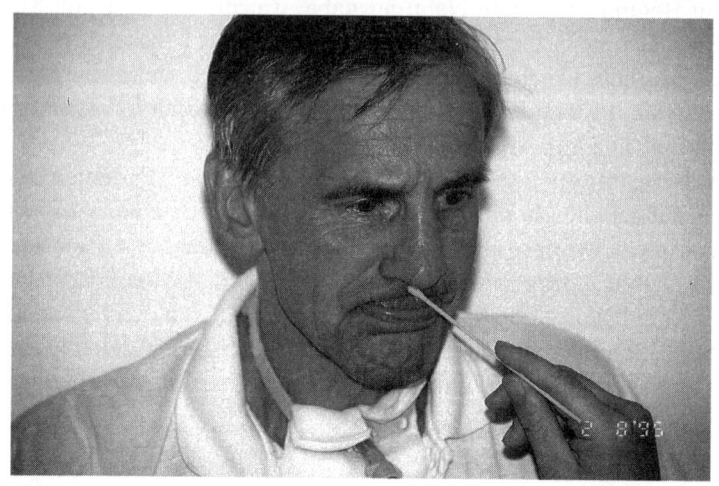

Abb. 4a: Provokation des abnormen Musters:
Der Patient ist nicht in der Lage, die Zungenspitze aktiv nach oben zu bewegen. Er schiebt mit der Unterlippe nach. Der M. mentalis ist angespannt.

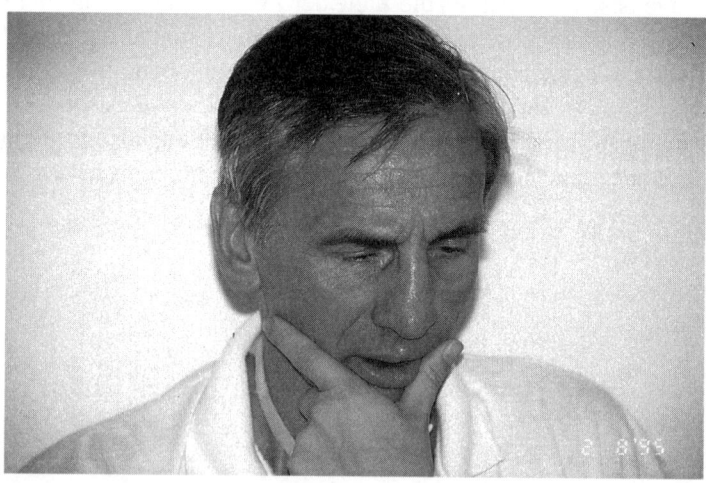

Abb. 4b: Die Überaktivität der Unterlippe und des Musculus mentalis werden gehemmt.

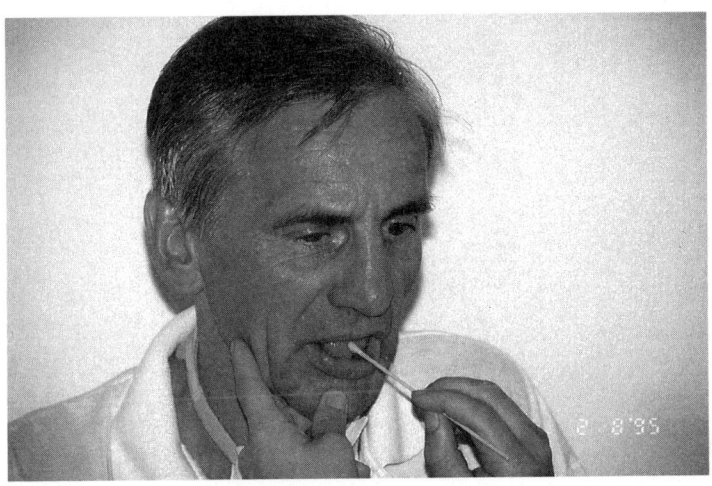

Abb. 4c: Zunächst wird die Zunge zur Fazilitation der Spitze berührt ...

3

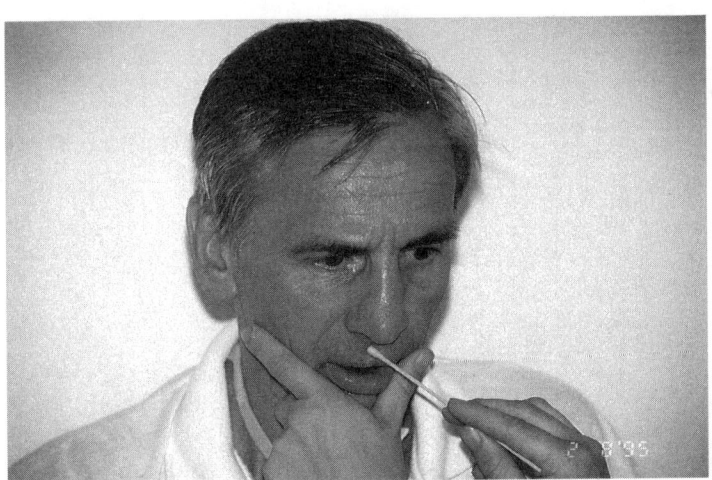

Abb. 4d: ... Dann wird das Ziel taktil identifiziert.

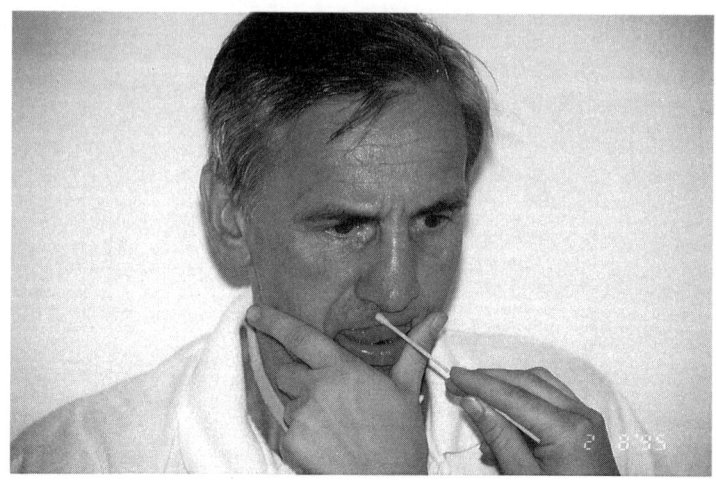

Abb. 4e: Unter Beibehaltung der Hemmung wird die Zunge aktiv bewegt.

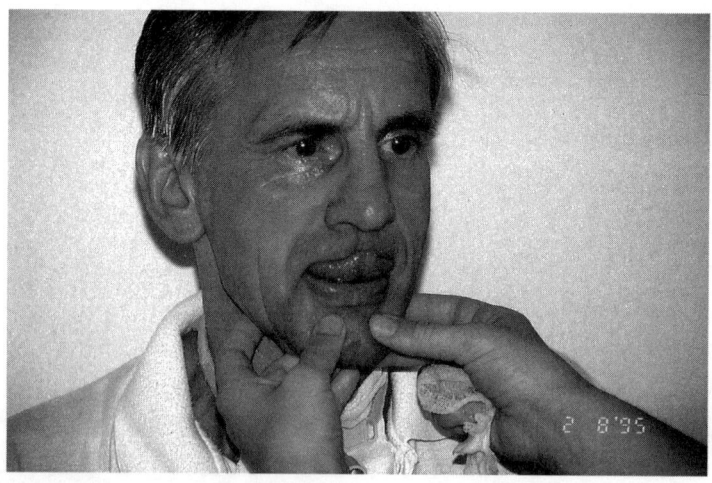

Abb. 4f: Die Zunge zeigt ein normales aktives Bewegungsmuster mit deutlicher Zungenspitze bei reduzierter externer Hilfe.

Zunächst wurde mit klaren taktilen und geschmacklichen Stimuli (z.B. etwas Joghurt) gearbeitet, um gezielte Bewegungen zu erreichen. Wenn diese nicht endgradig ausgeführt werden konnten, wurde die Zunge passiv mit Gaze zum Ziel mobilisiert. Um eine maximale Stimulation des hinteren Zungenanteils und der damit verbundenen Muskulatur (Gaumenbogen) zu erreichen, wurde die Artikulation der Laute „g" und „k" unter dosierter Fixierung des vorderen Anteils der Zunge mit Gaze einbezogen (Abb. 5). Gezielte Fazilitation ermöglichte H. P. nach und nach die koordinierte und klare Artikulation des „n-ng"-Lautes. Dieser ist ein Indikator für die Möglichkeit der aktiven horizontalen Transportbewegungen („Wellenbewegung") der Zunge in der oralen Phase der Schlucksequenz.

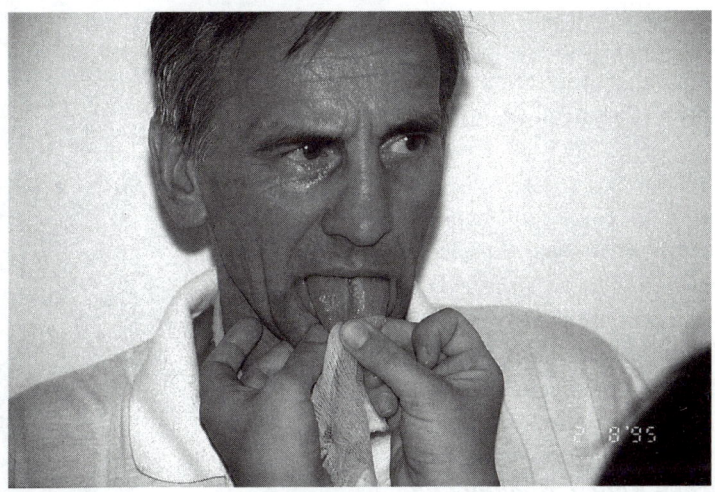

Abb. 5: Dosiertes Halten der Zunge mit Gaze: Herr P. artikuliert die Laute „g" und „k". Mobilität und sensibles Input des hinteren Zungenanteils werden maximiert. Es kommt zur indirekten Stimulation des Gaumenbogens, der in muskulärer Verbindung zum hinteren Zungenanteil steht.

Die komplexe Anforderung, die beim Sprechen an die Zunge gestellt wird, konnte zum Entlassungszeitpunkt noch nicht normal bewältigt werden. Herr P. konnte seine Zunge bewegen, durch Verlangsamung und Koordinationseinschränkung klangen verbale Äußerungen jedoch verwaschen. H. Ps. Ehefrau bestätigte eine zunehmende Verständlichkeit des Sprechens. Ihr Mann war am Telefon immer besser zu verstehen.

Zur Förderung komplexer und koordinierter Mobilität des oralen Traktes (z.B. Koordination zwischen Lippen, Zunge und Wangen) wurde die therapeutische Aktivität „Kauen in Gaze" mit einbezogen (Abb. 6). Dies mußte zunächst eingestellt werden, da der Patient kleine Nahrungspartikel Minuten nach der Aktivität über die Trachealkanüle aushustete, diese also aspiriert hatte. Statt dessen wurde abstrakter gearbeitet und der Transportaspekt durch gezieltes, laterales Bewegen des „NUK-Putztrainer" innerhalb des Mundes einbezogen.

Trotz des vorsichtigen Vorgehens bei der Behandlung entwickelte der Patient eine Aspirationspneumonie. Zur Akutbehandlung befand er sich vom 10. bis 30. Juni 1995 in der Universitätsklinik Dresden. Wie ein behandelnder Arzt berichtete, wurden erneut operative Verfahren (Laryngektomie) diskutiert.

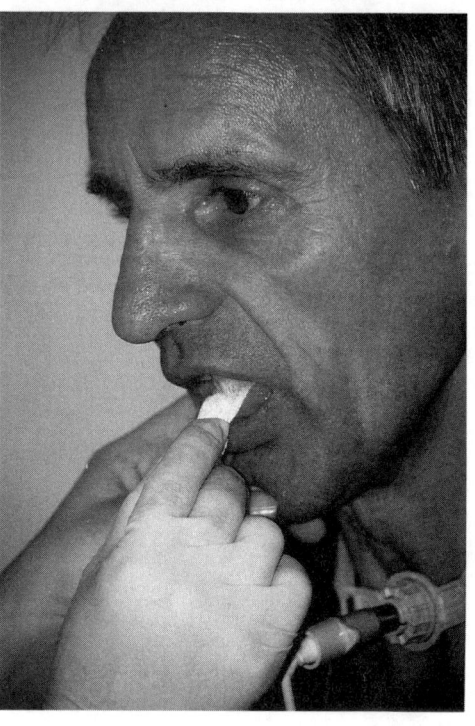

Abb. 6: Kauen in Gaze zur Anbahnung der Bolusformung: Laterale Transportbewegungen der Zunge, koordinierte Zusammenarbeit zwischen Zunge und Wange halten das Kaugut auf den Zähnen. Gleichzeitig kommt es zu mahlenden Kieferbewegungen. Zwischenschlucken erfordert Koordination zwischen Kauen, Atmung und Schlucken. Beachte: entblockte, verschlossene Trachealkanüle.

Koordination zwischen Atmung und Schlucken. Förderung des normalen Luftweges und spontanes Schlucken

Nach H. Ps. Wiederaufnahme aus dem Akutkrankenhaus wurde die F.O.T.T. unter der gleichen Zielsetzung wie zuvor durchgeführt. Die Behandlungsfrequenz wurde jedoch auf zweimalige Behandlung à 30 Minuten an Wochentagen umgestellt. Dies basierte auf der Überlegung, die Dauer der Entblockungszeit pro Behandlungseinheit zu reduzieren. Es war zu beobachten, daß nach ca. 30 Minuten ein Ermüdungseffekt einsetzte, der H. P. das Schlucken erschwerte. Dies zeigte sich durch ein vermehrtes Ausspucken von Speichel. Zusätzlich konnte so die taktile Stimulation mit Eis zweimal täglich durchgeführt werden. Es kam somit zu der in der Literatur empfohlenen wiederholten Stimulation. (Nusser-Müller-Busch, 1994, empfiehlt vier- bis fünfmalige thermale Stimulation pro Tag; Logemann, 1983 sogar zehnmal täglich.)

Die Stimulation mit kleinen Mengen von Nahrungsmitteln (z.B. kalter Saft zur taktilen Stimulation) wurde aufgegeben, um deren Aspiration zu vermeiden.

Die Bahnung des normalen Atemweges wurde ab dem 8. August 1995 konsequent verfolgt. Dem Patienten wurde so die Möglichkeit ständiger Stimmkontrolle während der Therapie eingeräumt. Das äußere Kanülenende konnte nach dem Entblocken der Trachealkanüle mit einem großen Wattebausch verschlossen werden (Abb. 6). Trotz des behinderten Luftstroms aufgrund der Trachealkanüle hatte Herr P. ausreichende Möglichkeit zu atmen. H. P. stellte einerseits durch seinen Stimmklang fest, wann es an der Zeit war zu schlucken bzw. notfalls auszuspucken. Gleichzeitig hustete er kaum noch Speichel über die Kanüle ab und die Schluckfrequenz nahm stetig zu. Der Luftstrom über Larynx und Pharynx ermöglichte dem Patienten, mehr zu spüren und erleichterte ihm somit das Schlucken. Dies entspricht den oben erläuterten Prinzipien des senso-motorischen Lernens.

In den folgenden Wochen verbesserte sich H. Ps. Möglichkeit, die „gurgelnde" Stimme durch Schlucken zu beseitigen, deutlich. Ferner wurde die Zeit zwischen dem Nutzen des normalen Atemweges (entblockte und geschlossene Kanüle) und dem ersten Ausspucken von Speichel dokumentiert. Eine deutliche Steigerung von dreißig Sekunden am 15. August auf eine Stunde am 10. Oktober konnte so festgestellt werden. Aspirationszeichen (Stimme, Husten ...) wurden beachtet. Der Patient hatte gelernt, über diesen Zeitraum seinen Speichel sicher zu schlucken, welches einen erheblichen Therapieerfolg dokumentiert.

H. P. erlernte über den Weg der entblockten, verschlossenen Trachealkanüle einen weiteren, bedeutenden Schutz der Atemwege. Spontanes Husten mit anschließendem Schlucken war ihm nur möglich, wenn er über den normalen Weg - Nase oder Mund, Rachen und Kehlkopf - atmete. Ansonsten erschien, wie gehabt, Speichel am äußeren Kanülenende ohne das geringste Anzeichen eines Hustens. Aufgrund der genannten Fortschritte wurde die Behandlung auf zweimal täglich 45 bis 60 Minuten ausgedehnt.

3.5 Zweiter Behandlungsabschnitt

Beginn der therapeutischen Nahrungsgabe

Auswirkung der Störung des Facio-Oralen Traktes

- Versorgung mit **geblockter Trachealkanüle;**
  Trachealkanüle während F.O.T.T. konsequent entblockt

- Ernährung vollständig über **PEG**

- Fähigkeit **Speichel** zu schlucken:
  bei entblockter, verschlossener Kanüle
  Stimme über 5 Minuten frei, ohne Ausspucken

- Möglichkeit des unwillkürlichen **Hustens** (verspätet)
  Schlucken nach Husten (verlangsamt)

- **Kommunikation** über Mimik/Gestik, sowie Schreibtafel
  verständliches Sprechen bei entblockter Trachealkanüle

Ziele

Sicheres und physiologisches Speichelschlucken
- in jeder Ausgangsstellung und Situation

Spontanes, rechtzeitiges Husten
- mit sofort folgendem Schlucken

Sicheres Schlucken kleiner Nahrungsmengen

Atemweg über Mund/Nase konstant ermöglichen durch **„Sprechkanüle"**
- verbale Kommunikation
- sensible Rückmeldung

Maßnahmen

Konsequentes Entblocken und Schließen der Trachealkanüle
mit folgenden Schwerpunkten:
- zeitliche Ausdehnung der Entblockung
- Speichelschlucken fazilitieren
- Husten unterstützen, Schlucken fazilitieren
- Arbeit in verschiedenen Ausgangsstellungen

therapeutische Nahrungsgabe
nach intensiver Vorbereitung durch:
- taktile Stimulation mit Kälte
- aktive und passive Zungenbewegungen
            gezielt
            ausdauernd
            schnell
   (wie in Kapitel 3.4. beschrieben)

3

Diskussion der Möglichkeiten und Gefahren im Einsatz oraler Nahrung

Die intensive Therapie sensomotorischer Grundfähigkeiten ermöglichte H. P. spontanes Speichelschlucken und effektiveres Husten. Es stellte sich folgende Frage: Reichte die Fähigkeit des Patienten, Speichel zu schlucken aus, um Material (Nahrung und Flüssigkeit) als sensorischen Stimulus einzusetzen, ohne dadurch den Patienten zu gefährden?

Wie oben geschildert, war H. Ps. Sensibilität im oralen und pharyngealen Bereich trotz Besserung reduziert. Taktile Stimulation mit Eis erleichterte das Schlucken. Diese Beobachtung erklärt Davies (1994) folgendermaßen: Speichel zu schlucken ist schwierig, da er keinen Geschmack hat und auch keinen Temperaturreiz darstellt. Ferner sollte die positive Verbindung zwischen Geschmack und Lebensqualität berücksichtigt werden.

Coombes stellt folgende Kriterien für den Beginn oraler Nahrungsgabe auf:
- sicheres Speichelschlucken
- effektives, spontanes Husten
- ausreichende orale und pharyngeale Beweglichkeit

Kriterien im Fall H. P.

- Fähigkeit, Speichel zu schlucken
 entblockte, verschlossene Kanüle*
 Stimme über 5 Minuten „frei", ohne Ausspucken
 * Problem, da eine blockbare Kanüle verdeutlicht, daß Speichelaspiration vorliegt

- Schutzmechanismen bei Aspiration
 unwillkürliches Husten
 Husten/Schlucken möglich

Anmerkungen

Nahrung stellt einen Stimulus für Bewegung dar.
So bietet ein Apfelstückchen, z.B. beim Kauen in Gaze, einen deutlichen
Kontrast. Speichel ist im Gegensatz dazu warm und leicht, also schlechter
wahrnehmbar.
Die Fazilitation normaler Bewegung durch Nahrung bei ausreichendem
Schutz der Atemwege ist daher sinnvoll.

Herr P. hatte in Behandlungen mit entblockter, geschlossener Trachealkanüle
bewiesen, daß er seine Stimme durch Speichelschlucken etwa 5 Minuten „frei"
halten konnte. Er war außerdem in der Lage, spontan zu husten, mit anschließendem
Schlucken. Mit diesen Voraussetzungen begann ein Kollege, der Herrn P. vertre-
tungsweise behandelte, dem Patienten am Ende jeder Behandlung etwa drei kleine
Schlucke Tee anzubieten. Dabei blockte der Therapeut die Trachealkanüle, um
Aspiration zu vermeiden. Anschließend wurde die Trachealkanüle entblockt, so daß
der Patient Reste, die sich oberhalb des Blocks angesammelt hatten, abhusten
konnte. Zirka ein Drittel des Tees wurde über die Kanüle abgehustet. Logemann
(1983) fordert, daß der Patient weniger als 10% aspiriert, wenn therapeutische
Nahrungsgabe zum Einsatz kommt. Das Risiko wurde jedoch aufgrund H. Ps.
kräftigen, spontanen Hustens in Kauf genommen. Dennoch wurden vorsichtiger-
weise nur sehr kleine Mengen Flüssigkeit verabreicht.

Die Methode wurde auch von Herrn Ps. Haupttherapeutin beibehalten, wobei
jedoch auf die Blockung der Trachealkanüle verzichtet wurde. Mit folgender
Begründung fiel erneut eine Entscheidung gegen „Kompensationstechniken" (hier
Schlucken mit geblockter Kanüle): Der normale Atemweg erleichterte Herrn P. das
Spüren der Nahrung und somit das Schlucken. Darüber hinaus bewegte sich der
Kehlkopf beim Schlucken freier, wenn der Block nicht an der Trachealwand anlag.
Eine geblockte Trachealkanüle bietet keine hundertprozentige Sicherheit gegen
Aspiration unterhalb der Blockung.

Behandlungsaufbau

Gestaltung der therapeutischen Nahrungsgabe

Therapeutische Nahrungsgabe erfolgte zunächst lediglich in Form von kalter, angedickter Flüssigkeit, kalter, breiiger Speise und Kauen in Gaze.
Dickflüssige, kalte **Getränke** konnten am leichtesten geschluckt werden. Dieses Phänomen ist damit zu erklären, daß hierbei die **geringste Anforderung an komplexe Koordination** der oralen Bewegungen, oro-pharyngealen Bewegungen und Atmung gestellt wird:
- Die Koordinationsleistung, die die Bolusformung erfordert (Kauen mit Zwischenschlucken, Mischen der Nahrung mit Speichel und Sammeln der Speise zum Bolus), entfällt.
- Die hochkomplexe Boluskontrolle („Parken" der Nahrung) bei zwischenzeitlichen Atemzügen ist nicht erforderlich.

Trinken zeichnet sich ferner durch verschiedene **Charakteristika** aus: Das Schlucken von Flüssigkeit erfolgt bei normaler Koordination zwischen Schlucken und Atmung nach Einatmung. Nach einmaliger Flüssigkeitsabnahme vom Gefäß wird der Schluckvorgang ca. dreimal eingeleitet. Dieser automatisierte Ablauf war H. P. verlorengegangen. Nach willkürlicher Einatmung benötigte er zwischen vier und acht Schlucken. Erst dann waren Residuen im Mund-, Rachen- und Kehlkopfbereich beseitigt, wie der Test des Stimmklangs bewies. H. P. war aufgrund des zeitlich verzögerten Ablaufes zwischenzeitlich in Gefahr, Material, das er noch nicht heruntergeschluckt hatte, einzuatmen.

Das Diagramm H. P. 3 (s. S. 133) stellt die **qualitativen und quantitativen Therapiefortschritte** während des Trinkens dickflüssiger, kalter Getränke dar:
- Klinische Aspirationszeichen, z.B. Husten, traten ab Oktober 1995 in den Hintergrund.
- Restflüssigkeit wurde nicht mehr ausgespuckt.
- Die oral aufgenommene Flüssigkeitsmenge konnte kontinuierlich gesteigert werden.
Dabei nahm H. P. zunehmend größere Mengen Flüssigkeit vom Glas ab, was zwischenzeitlich (19.10. und 9.11.) zum Eindringen von Flüssigkeit in die Nase führte.

Kalte, breiige Konsistenzen wurden aufgrund der erhöhten Koordinationsanforderung zunächst nur in sehr geringen Mengen eingesetzt. Vorab erfolgte eine intensive Vorbereitung durch taktile Stimulation, aktive Zungenübungen und dosiertes Trinken. Erst dann aß H. P. zum Beispiel drei Teelöffel kalten Joghurt.

Kauen in Gaze wurde ebenso ausgiebig vorbereitet. Einerseits stellte das Kauen eine positive Anforderung an laterale Bewegungen der oralen Strukturen dar, andererseits war die erforderliche Koordination zwischen Atmung und Schlucken für H. P. eine grenzwertige Herausforderung. Zur Erleichterung der Situation kamen zunächst überwiegend „trockene" Speisen (z.B. Trockenobst) zum Einsatz. Dies verhinderte das Überlaufen von Flüssigkeit in den Rachen während der Atmung.

Von der geblockten Trachealkanüle zur Sprechkanüle und zur verbalen Kommunikation

Nun sollte die erreichte Sicherheit des Speichelschluckens auch außerhalb der F.O.T.T. nutzbar werden. Nach einer Beratung mit dem HNO- und dem behandelnden Arzt wurde die Fähigkeit des Patienten getestet, seine Trachealkanüle selbständig zu entblocken und ein „Test-Telefonat" mit seiner Frau nach Rostock durchzuführen. Der Patient konnte sicher 10 Minuten lang sprechen, mußte aber zwischenzeitlich ausspucken. Es gelang ihm, aspirationsfrei zu telefonieren. Nach diesem Versuch wurde dem Patienten erlaubt, täglich für 10 Minuten seine Kanüle zu entblocken, um seine Frau anzurufen. Dies war ein erheblicher Fortschritt für Herrn P. Aufgrund der großen räumlichen Distanz besuchte seine Frau ihn nur an jedem zweiten Wochenende. Bei den täglichen Anrufen konnte er bis dahin lediglich Ja-Nein-Fragen durch Klopf- und Kratzzeichen am Telefonhörer beantworten. Die Entblockungszeit konnte langsam auf 9 Stunden pro Tag gesteigert werden (Diagramm H. P. 2, S. 132). Zunächst verbrachte Herr P. die entblockten Zeiten in Situationen, die durch verbale Kommunikation geprägt waren. Dazu gehörten Telefonate und die neuropsychologische Gedächtnisgruppe. Die ständige Stimmkontrolle verbunden mit dem entsprechenden sensiblen Feedback ermöglichten ein effektives Schlucken (s. Diagramm H. P. 2, S. 132). „Zeiten zur freien Verfügung" wurden kontinuierlich als Steigerung der Anforderung hinzugenommen (z.B. s. Diagramm H. P. 2, S. 132). Am 13. Oktober wurde die geblockte Trachealkanüle durch eine Sprechkanüle ersetzt.

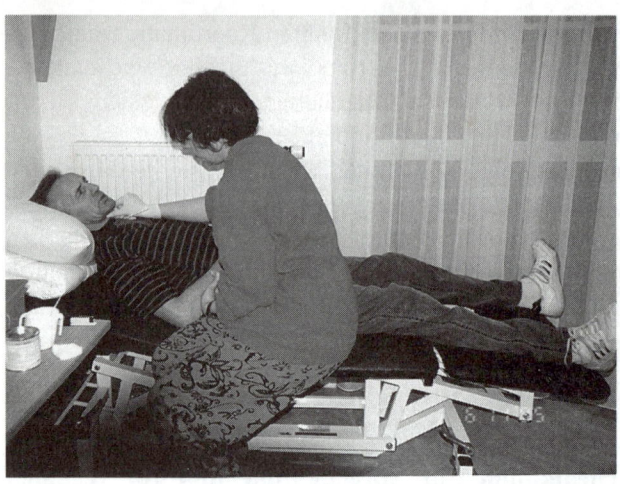

Abb. 7a-b:
PROBLEM!

Nimmt der Patient, wie gewohnt, zum Schlafen die Rückenlage als Position ein, so läuft der Speichel mit der Schwerkraft in den Rachen. Ferner fällt das Schlucken schwer. H. P. muß sich immer wieder zum Abhusten und Ausspucken aufsetzen.

Begleitende Maßnahmen

In den ersten Wochen mit Sprechtrachealkanüle und oraler Ernährung wurde die **Körpertemperatur** des Patienten gewissenhaft überwacht. Die Temperaturspitze lag bei 38 °C. Nach wenigen Tagen lagen stetig Normalwerte vor. Dies wurde aufgrund der Pneumonieerkrankungen aus Herrn Ps. Vorgeschichte als ein weiteres Zeichen für effektive Schluck- und Schutzmechanismen angesehen.

H. P. leitete das Schlucken häufig willkürlich ein. Dies stellte insbesondere nachts ein Problem dar, da der Ablauf im **Schlaf** nicht kontrollierbar war. Der Patient schlief wenig, da er Speichelansammlungen zwar spürte, sie aber in der gewohnheitsmäßig eingenommenen Rückenlage nicht abschlucken konnte. Immer wieder mußte er sich zum Ausspucken und Abhusten aufsetzen (Abb. 7a-b).

Die selbsterdachte Problemlösung des Patienten war das Entfernen der Innenkanüle und des Sprechaufsatzes. Dies ließ ihn ruhiger schlafen, jedoch mit deutlicher Aspiration von Speichel. H. P. spürte ihn infolge der veränderten Atemsituation nicht. Die therapeutische Problemlösung beinhaltete einerseits die Erarbeitung der Seitlage als Schlafposition (Abb. 7c); Speichel sammelte sich in den Wangen und lief nicht durch die Schwerkraft bedingt ungeschluckt in den Rachen, wie das in Rückenlage geschah. Andererseits schlief der Patient unter leichter Schlafmittelgabe mit intakter Sprechkanüle. Dies ermöglichte die Einleitung des spontanen Schluckens über sensorisches Feedback.

Abb. 7 b

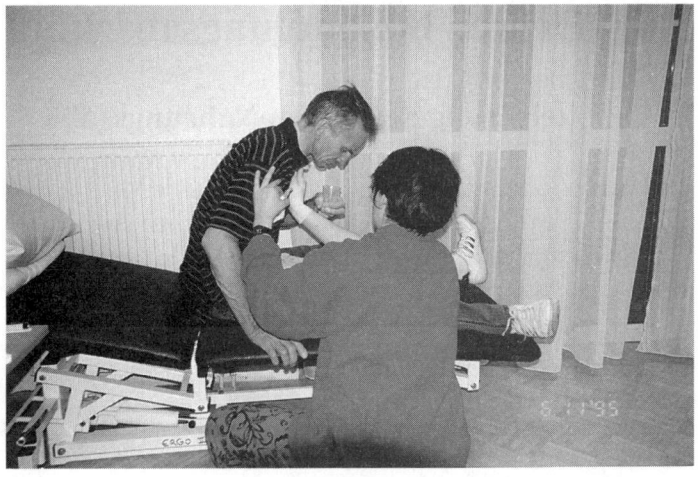

3

Abb. 7c:
LÖSUNGSANSATZ!
Liegt der Patient auf der Seite,
so kommt er leichter zum
Schlucken.
Nicht geschluckter Speichel
sammelt sich in der Wange.

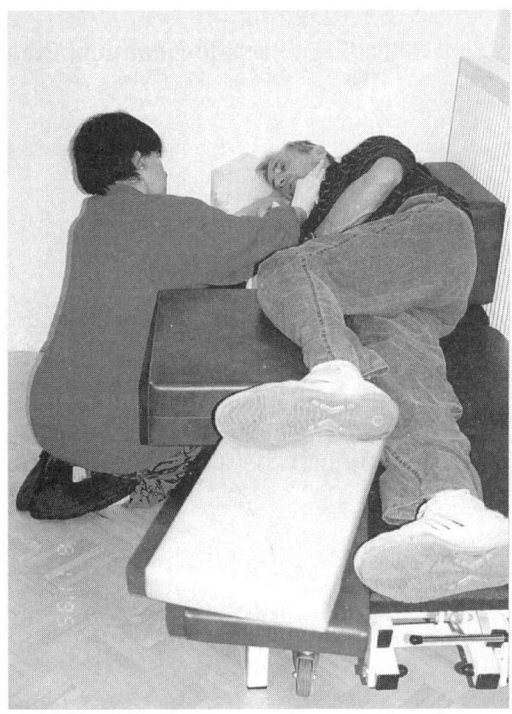

3.6 Dritter Behandlungsabschnitt

Steigerung der oralen Nahrungsgabe

Auswirkung der Störung des Facio-Oralen Traktes

- Versorgung mit **Sprech-Trachealkanüle**

- Ernährung über **PEG,**
  geringe Menge oraler Nahrung unter therapeutischen Gesichtspunkten

- Überwiegend sicheres **Speichelschlucken**

- Möglichkeit des **unwillkürlichen Hustens,**
  gefolgt von spontanem Schlucken

- Verständliche **verbale Kommunikation**

Ziele

Konstant sicheres und physiologisches Speichelschlucken

Volle orale Nahrungsaufnahme

Orale Aufnahme verschiedener Nahrungskonsistenzen

Maßnahmen

Fazilitation sensomotorischer Grundfähigkeiten,
beschrieben unter Pkt. 3.4

Steigerung der Nahrungsmenge
zu beachtende Faktoren:
- Sicherheit!
- Dauer der Nahrungsaufnahme!
- Qualität der Bewegungsabläufe!

bis hin zur (kompletten) Mahlzeit

Steigerung der Häufigkeit oraler Nahrungsaufnahme
- von ein- bis zu dreimal täglich
- anspruchsvollere Vorübungen (z.B. Zungenübungen, Gaze kauen)
- größere Nahrungsmengen
- vielfältigere Konsistenzen

durch supervidiertes, selbständiges Heimprogramm

3

Nahrungsangebot im Fall H. P.

1. Stufe	
+ angedickte, kalte	**## Säfte** # unangedickt, Zimmertemperatur **& Kauen in Gaze ##**
2. Stufe	
++ kalter ##	**Brei** # warm
3. Stufe	
+++ kalte ##	**weiche Kost** # warm

Die Zunahme des Schweregrades wird bewirkt durch:

- Koordination zwischen Atmung und Schlucken
  wird kontinuierlich anspruchsvoller von Stufe 1-3
  - \+   leicht
  - ++   mittelschwer
  - +++ schwer

- sensorische Information
  wird innerhalb der Stufen reduziert
  - ##   Deutliche Kontraste (Gewicht, Temperatur und Widerstand),
    viel Spürinformation erleichtert das Schlucken.
  - \#   Reduzierte Kontraste,
    weniger Spürinformation erschwert das Schlucken.

Detaillierte Erläuterung siehe S. 116, S. 125.

Behandlungsaufbau

Positionierung

Das Einnehmen einer adäquaten Ausgangsstellung ist eine unerläßliche Voraussetzung für die erfolgreiche und ökonomische Durchführung von Alltagsleistungen. H. Ps. Sitzposition im Rollstuhl bildete, wie bei vielen neurologischen Patienten, keine geeignete Voraussetzung für die Nahrungsaufnahme. Seine Bewegungsmuster waren in dieser Situation geprägt von Tonuserhöhung in der prä-oralen Phase, die sich in den weiteren Phasen der Schlucksequenz fortsetzte (Abb. 8a-b).

Abb. 8a-b: PROBLEM!
Ausgangsstellung: Sitzen im Rollstuhl. Es kommt zur Tonuserhöhung beim selbständigen Trinken.

Abb. 8a: Prä-orale Phase -
übermäßiger Tonusaufbau
beim Ergreifen des Bechers.

Abb. 8b: Während des Trinkens -
fixierendes Festhalten der rechten
Hand am Rollstuhl-Seitenteil.

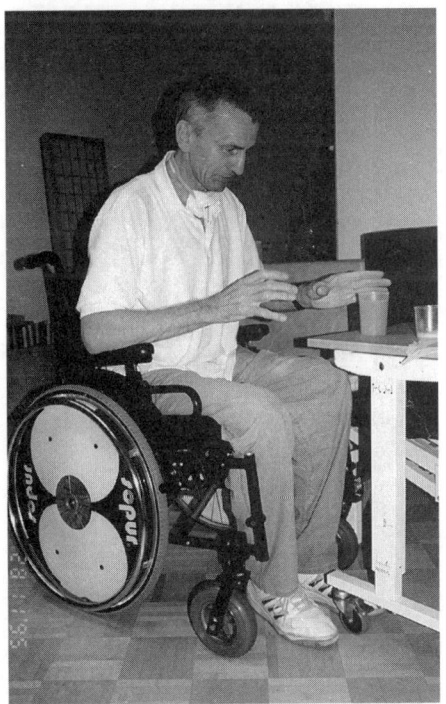 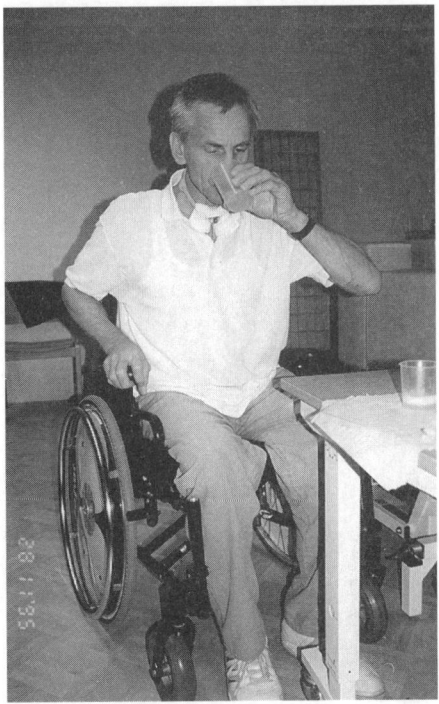

Als natürliche Ausgangsstellung wurde das Sitzen am Tisch gewählt. H. P. war mittlerweile in der Lage, sich selbständig aus dem Rollstuhl auf einen normalen Stuhl umzusetzen. Die Tischhöhe wurde so eingestellt, daß der Patient die Unterarme bei aufgerichtetem Rumpf und entspanntem Schulter-Nackenbereich ablegen konnte. Die Unterstützungsfläche ermöglichte ihm dosierten und ökonomischen Tonusaufbau in den Bewegungsabläufen der prä-oralen Phase. Während eine Hand locker auf der Tischoberfläche lag, konnte mit der anderen das Glas zum Mund geführt werden (Abb. 8c-d). Zum Schlucken wird die normale Mittelstellung des Kopfes eingenommen (Abb. 8e).

***Abb. 8c-d: LÖSUNGSANSATZ!** Sitzen auf einem Stuhl am Tisch.*

***Abb. 8c: Aufrichten des Rumpfes:** Das Becken wird vorgekippt, die Schultern leicht nach vorne genommen und die Unterarme auf dem Tisch abgelegt.*

***Abb. 8d: Selbständiges Trinken bei korrigierter Sitzhaltung:** Die locker auf dem Tisch abgelegte rechte Hand spiegelt normalere Tonusverhältnisse wider.*

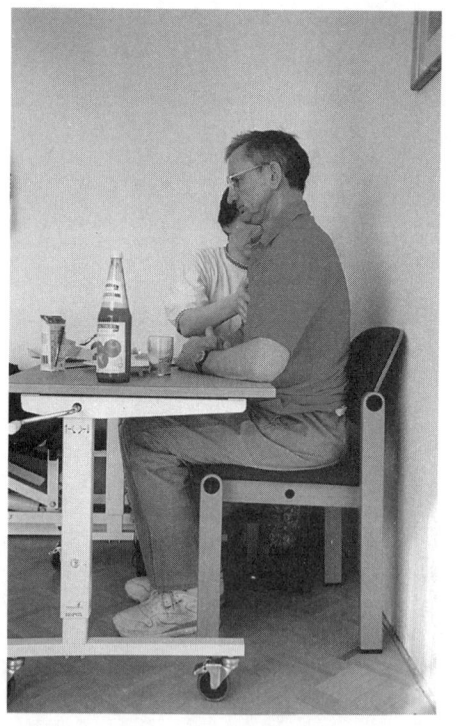
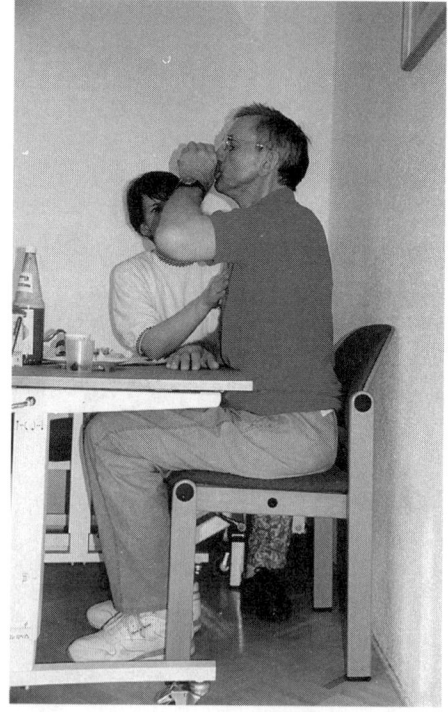

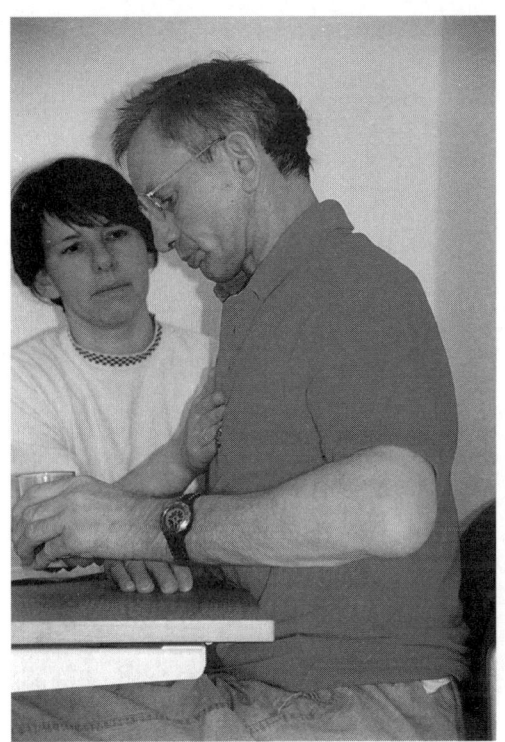

3

Abb. 8e:Während das Glas abgesetzt wird, nimmt H. P. das Kinn leicht zur Brust, der Nacken wird lang - die für das normale Schlucken günstigste Position.

Oraler Kostaufbau

Therapie mit Einsatz von Nahrungsmitteln trat mit ausreichender Schlucksequenz, effektivem Husten und zunehmender Sensomotorik des Facio-Oralen Traktes in den Vordergrund.

Herr P. erhielt weiterhin täglich Therapie. Die Anforderungen wurden kontinuierlich erhöht, ohne den Patienten zu überfordern. Die Methodendarstellung zu Beginn dieses Kapitels stellt dies dar. Eine Steigerung erfolgte, sobald der Patient die Schlucksequenz bei einer Konsistenz sicher, koordiniert und ohne Anstrengung bewältigte. Veränderungen bewegten sich entweder im Bereich der Stufen des Nahrungsangebotes, der Erhöhung der Nahrungsmenge oder der Frequenz der Nahrungsaufnahme (siehe Übersicht, S. 122). So nahm der Patient zunächst Flüssigkeit (1. Stufe), dann Brei (2. Stufe) und zuletzt weiche Kost (3. Stufe) oral zu sich. Jede Konsistenz wurde zunächst kalt, später warm angeboten.

Zum Entlassungszeitpunkt war Herr P. in der Lage, weiche Kost und ausreichende Mengen an Flüssigkeit zu sich zu nehmen (Abb. 9-10).

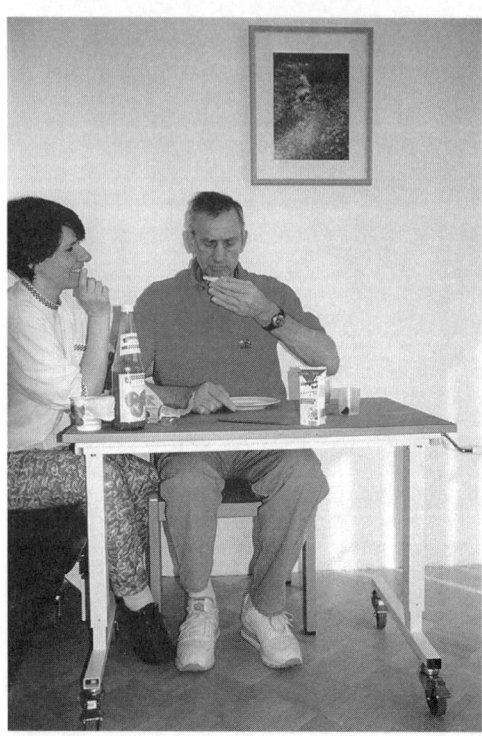

***Abb. 9: Verzehr einer Scheibe
Weißbrot mit Butter
und Marmelade
in der F.O.T.T.-Stunde***

Im Therapieverlauf hatte H. P. ein ausgezeichnetes Verständnis für die Funktionsweise des Facio-Oralen Traktes entwickelt. Die Erfahrung zeigt, daß nur ein Teil neurologischer Patienten kognitiv dazu in der Lage ist. Ein gezieltes **„Heimprogramm"** wurde in den Therapiestunden zusammengestellt. Eigenständiges „Wiederholen" der normalen Bewegungsabläufe der Schlucksequenz wurde zum Bestandteil des Alltags. Der Patient erreichte damit die vierte Stufe des sensomotorischen Lernens.

Zunächst standen „Trockenübungen", also alltagsorientierte Bewegungen ohne Nahrung, im Vordergrund: H. P. nahm die erarbeitete Sitzhaltung auf einem normalen Stuhl am Tisch ein. Dann stimulierte er sein Zahnfleisch durch gezielte Zungenbewegungen. Diesem Ablauf lag die taktile Stimulation der Zahnfleischviertel nach Coombes zugrunde. Die entsprechenden Zungenbewegungen dienen im Rahmen des Essens und Trinkens zur Reinigung des Mundes.

Selbständiges Trinken von 200 ml kalter, angedickter Flüssigkeit ergänzten das Programm bald. Zu diesem Zeitpunkt war die Aufnahme von dünnflüssiger, zimmertemperierter Flüssigkeit und Joghurt innerhalb der F.O.T.T.-Stunden sicher möglich. Als nächstes wurde die Durchführungshäufigkeit des Programms von ein- auf dreimal täglich - zu den „Essenszeiten" - erhöht. Dies diente der weiteren Stabilisierung zum Essen benötigter Fähigkeiten und der Schaffung „mahlzeiten- artiger" Situationen. Graduell konnte die oral aufgenommene Nahrungsmenge so gesteigert werden. Herr P. führte unter Supervision täglich Ernährungsprotokolle. Die die orale Nahrung ergänzende Sondennahrung konnte so dosiert werden. Darüber hinaus wurden stabilisierte Fähigkeiten und auftretende Probleme offen- kundig. Die Anforderungen wurden dementsprechend angepaßt.

Das Weihnachtsfest verbrachte Herr P. gemeinsam mit seiner Familie, die ihn besuchte. Schon Wochen zuvor betonte er, daß er mit seinem Besuch zur Kaffeezeit auch etwas Kuchen essen und Kaffee trinken wolle. H. P. war überglücklich, als er dieses Ziel kurz vor den Feiertagen erreichte.

Ab Anfang Januar 1996 gestaltete sich das Heimprogramm sehr umfangreich und entsprach fast einer Mahlzeit.

Beispiel

Ausgangsposition:
- Aufrechte Sitzhaltung am Tisch!
- Unterarme auf dem Tisch ablegen!

Übungsprogramm:
a) Zungenübungen
b) Kauen von 4 Stückchen Apfel ohne Schale in Gaze
   Kauen von 2 Stückchen Trockenobst ohne Gaze
c) 1 Joghurt (ohne Stückchen), 150 ml
d) 150 ml Energietrunk (nährstoffangereichert)
e) 200 ml Saft
f) 100 ml Kaffee

H. P. benötigte 45 Minuten zur sicheren Durchführung des Programms. Im weiteren Verlauf des Januar 96 wurden die Heimprogrammzeiten zu Mahlzeiten mit passier- ter Kost umfunktioniert. Am 26.2.1996 wurde die infizierte PEG gezogen und nicht erneuert, da es dem Patienten unter Zuhilfenahme angereicherter flüssiger Nah- rungspräparate gelang, in ausreichendem Maße orale Kost zu sich zu nehmen. In den Wochen bis zur Entlassung wurde pro Mahlzeit höchstens ein Husten mit sicherem Nachschlucken beobachtet. Oraler Ernährung mit weicher Kost im häuslichen Bereich stand nichts entgegen.

Vorbereitung der Entlassung

Die Ehefrau wurde im Therapieverlauf und insbesondere gegen Ende der stationären Behandlung mit einbezogen. Mit dem Ehepaar P. und einem Diätassistenten wurde die Gestaltung der oralen Nahrungsaufnahme daheim, auch im Sinne einer ausgewogenen Ernährung, abgestimmt. Zum Entlassungszeitpunkt war die Gabe nährstoffreicher trinkbarer Präparate unerläßlich. Eine entsprechende Produktempfehlung wurde dem Patienten ausgehändigt.

Die Dekanülierung erfolgte am 12.2.1996. Der Patient mußte zu diesem Zeitpunkt nicht mehr abgesaugt werden. Am Entlassungsdatum, dem 1.3.1996, war das Tracheostoma noch nicht verheilt. Gelegentlich entwich Luft, was einem effektiven Druckaufbau zum Husten entgegenwirkte.

H. Ps. ergotherapeutische Behandlung stellte sich aus statistischer Sicht folgendermaßen dar:

- Einzeltherapie (344 x 45 Minuten)
    + Therapie des Facio-Oralen Traktes incl. Angehörigenberatung
    + Anleitung zu selbständigen Schreibübungen
      (Mit Hilfe einer kleinen Schreibhilfe konnte H. P. eine gut lesbare Unterschrift leisten.)
    + Gespräche über die häusliche Situation
      (Der Umzug in eine rollstuhlgerechte Wohnung wurde vorbereitet und erfolgte im Frühjahr 1997.)
    Gestaltung der Hilfsmittelversorgung in Zusammenarbeit mit Physiotherapie und Sozialdienst

- Gruppentherapie (15 x 30 Minuten) - Feinmotorikgruppe

Eine **ambulante Fortführung** der F.O.T.T. wurde dringend empfohlen, erfolgte aber leider nicht. H. P. hatte zum Glück so viel über die Funktion seines Facio-Oralen Traktes gelernt, daß er in der Lage war, selbständig an seinen Fähigkeiten zu arbeiten. Er nimmt heute wieder alle Nahrungskonsistenzen zu sich.

<u>Auswirkung der Störung des Facio-Oralen Traktes</u>
<u>zum Zeitpunkt der Entlassung</u>

- **vollständige orale Ernährung**
  ausreichende Trinkmenge
  weiche Kost
  trinkbare Flüssignahrung (Nährstoffzufuhr)
  ! PEG entfernt

- **Atmung über Mund / Nase**
  ! Trachealkanüle entfernt

3

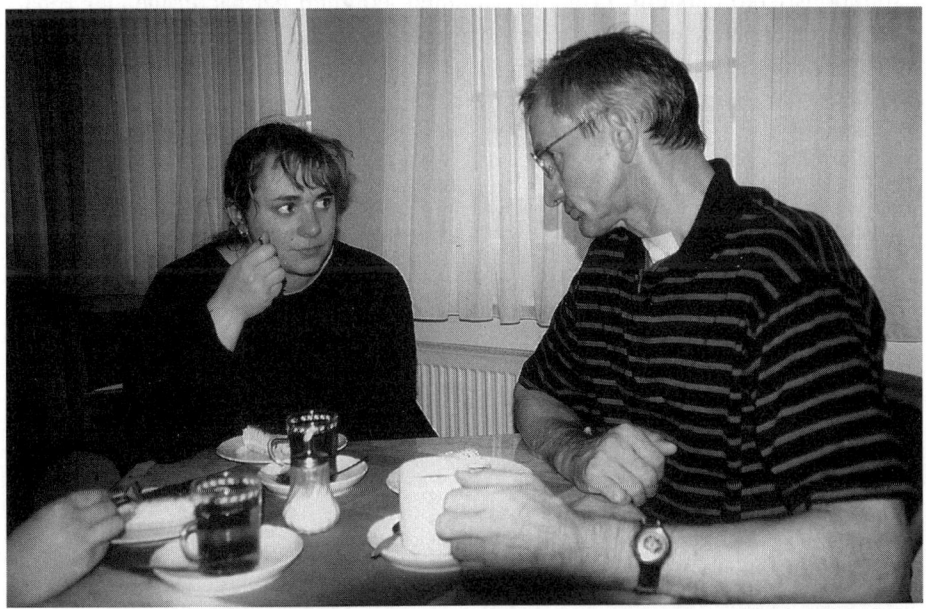

Abb. 10: Zum Abschied trinken Herr P. und die behandelnde Physiotherapeutin Kaffee und essen Kuchen.

3.7 Zusammenfassende Darstellung der Entwicklung

Verweise auf die folgenden Diagramme finden sich bereits in der Beschreibung der einzelnen Behandlungsabschnitte. Der Schwerpunkt der graphischen Darstellung wurde bewußt auf die meßbaren Veränderungen vor Beginn der Nahrungsmengensteigerung gelegt. Das Erbringen von greifbaren Therapieergebnissen ist besonders in dieser anbahnenden Phase der Behandlung erschwert und dennoch unerläßlich.

Zunächst erfolgte mit der Erfassung der „ungeschluckten" Speichelmenge sowie der Entblockungszeiten eine überwiegend quantitative Darstellung.
Die Abbildung des Beginns der therapeutischen Flüssigkeitsgabe enthält auch qualitative Merkmale, die die Effektivität der Schlucksequenz widerspiegelten. Die als sehr bedenklich einzustufenden Aspirationszeichen (Husten...) verschwanden innerhalb eines Monats. Der Patient vermied Aspiration durch Ausspucken. Später kam es teils zum Eindringen von Flüssigkeit in die Nase, welches zunächst kein Aspirationsrisiko darstellt. Probleme konnten lediglich bei nachfolgender Einatmung durch die Nase entstehen. Ebenso abzulesen ist die langsame Mengensteigerung der oralen Flüssigkeitsaufnahme.

3.7.1 Diagramm H. P. 1

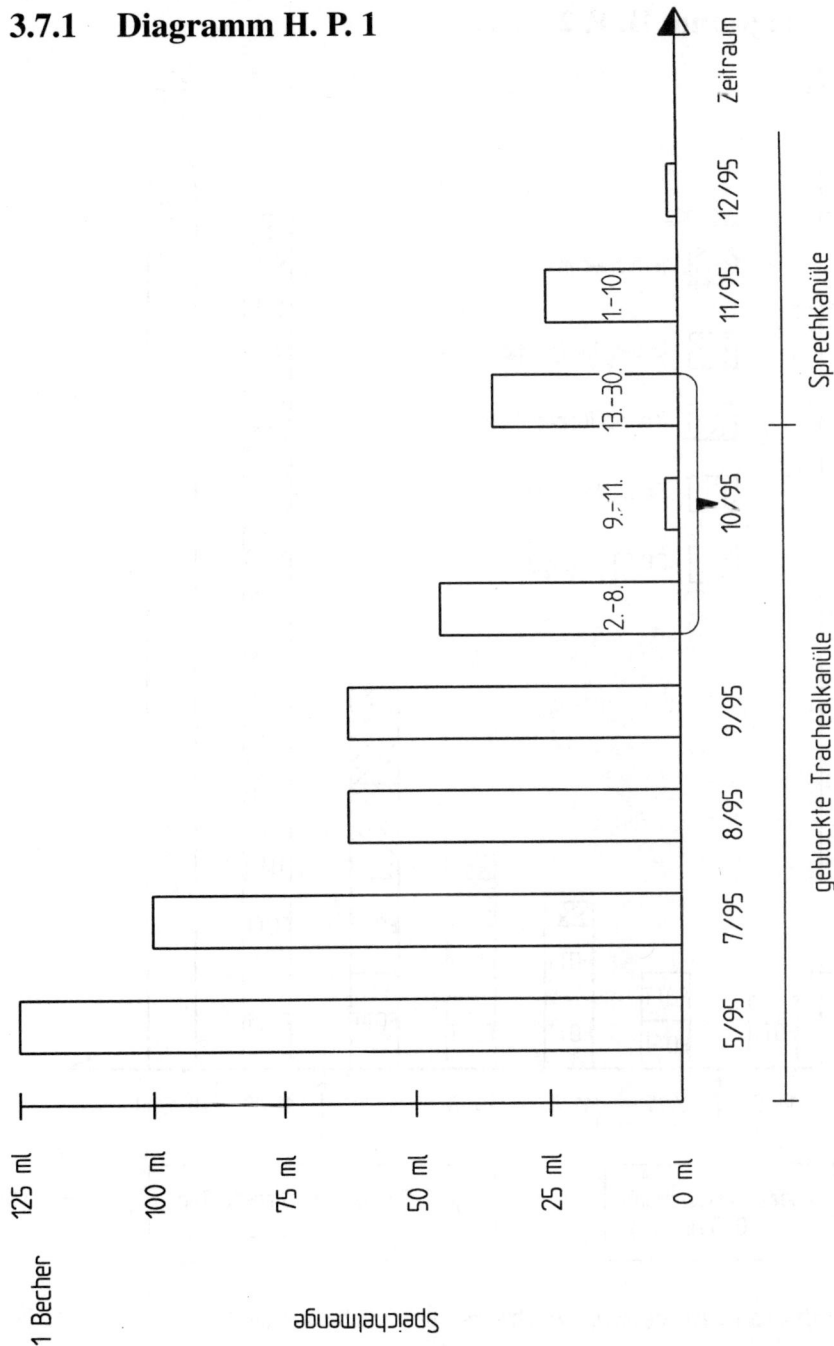

3.7.2 Diagramm H. P. 2

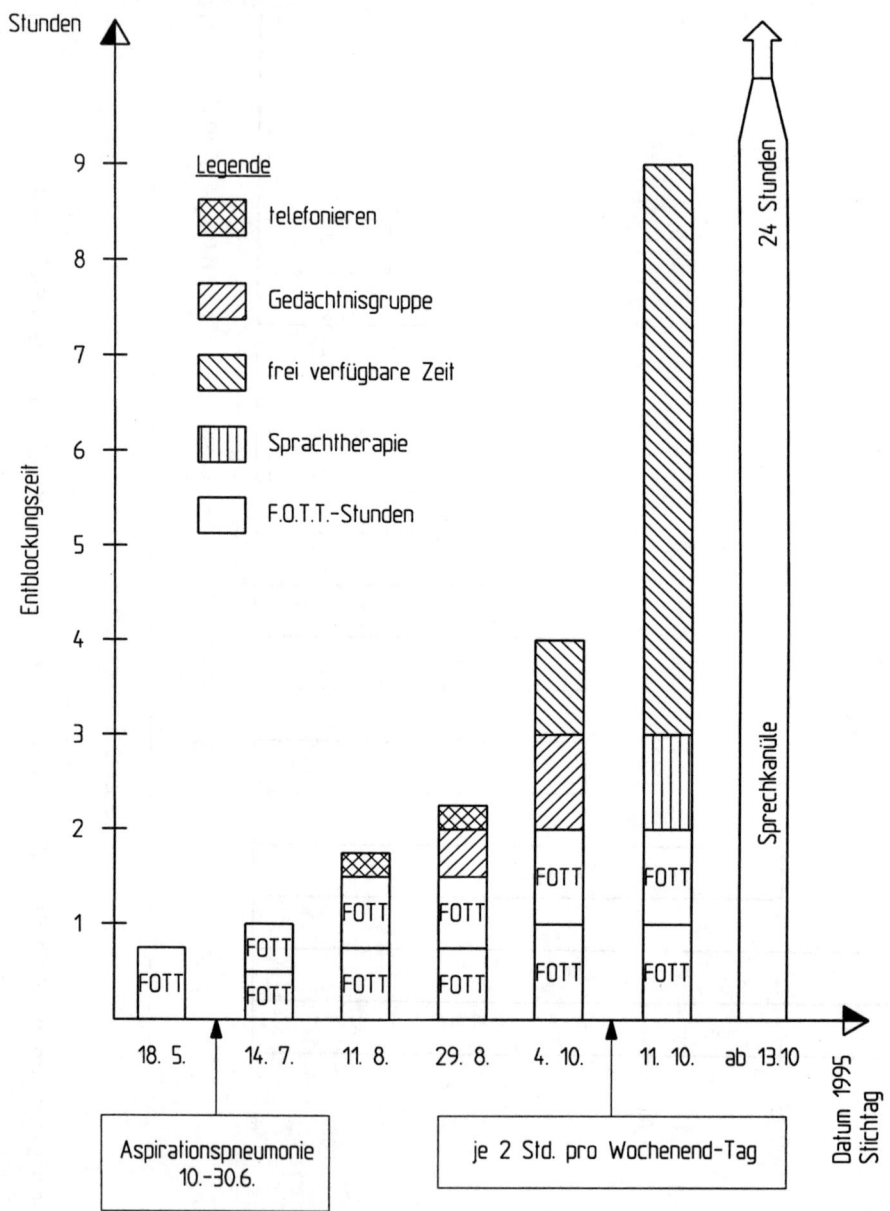

Anbahnung des normalen Atemweges/Entblocken der Trachealkanüle.

3.7.3. Diagramm H. P. 3

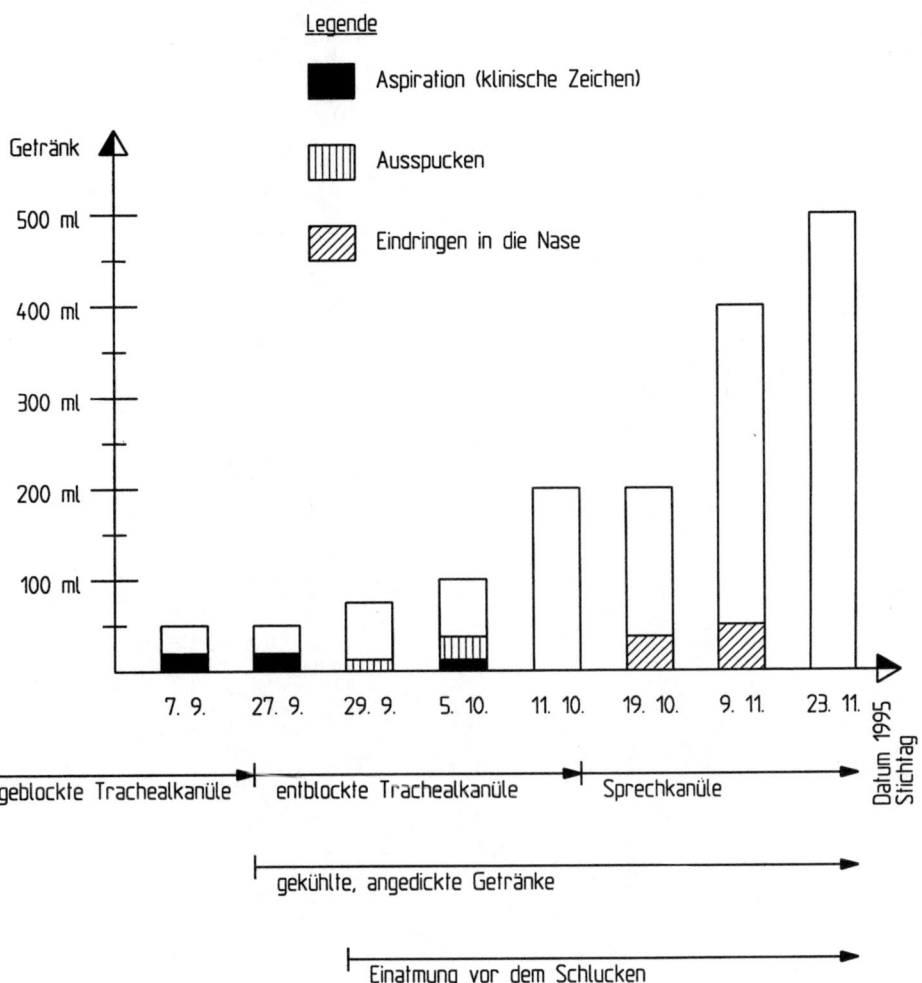

Beginn der therapeutischen Nahrungsaufnahme, hier mit Flüssigkeiten.

4   Zusammenfassende Diskussion

Wie der Vergleich beider Fallstudien zeigt, handelt es sich um zwei Patienten, die sich bezüglich Bewußtseinszustand und aktiver Bewegungsmöglichkeiten sehr unterschiedlich darstellten.
Beide wiesen jedoch eine Beeinträchtigung des Facio-Oralen Traktes auf.
Der Übersicht halber seien an dieser Stelle noch einmal die wesentlichen Unterschiede und Ähnlichkeiten zwischen Herrn A. und Herrn P. zu Beginn der Therapie tabellarisch gegenübergestellt.

Fallbeispiel 1: Herr A.	Fallbeispiel 2: Herr P.
komatös, unbewußt	wach, bewußt
Reflexion nicht möglich	Reflexion über die Schluckprobleme möglich
keine Kommunikationsmöglichkeit	non-verbale Kommunikation
starke Spastizität ohne Bewegung	Ataxie, aber aktive Bewegungsmöglichkeiten des ganzen Körpers
Kontrakturen	keine Kontrakturen
Trachealkanüle (geblockt)	Trachealkanüle (geblockt)
gelegentliche Aspiration von Speichel	extreme Aspiration von Speichel
Hyposensibilität im Kehlkopfbereich	Hyposensibilität im Mund, Rachen und Kehlkopfbereich

Bei beiden Patienten lag der Behandlungsschwerpunkt zunächst in der Erarbeitung von Voraussetzungen für den erst viel später erfolgten oralen Nahrungsaufbau.
Neben dem Haltungshintergrund als Basis für physiologisches Schlucken stand die schrittweise Entwöhnung von der (geblockten) Trachealkanüle im Vordergrund und damit zusammenhängend das sichere Schlucken des eigenen Speichels. Insbesondere bei Herrn P. gestaltete sich dieser Weg sehr aufwendig und schwierig.

Patienten mit **Trachealkanüle** befinden sich diesbezüglich oft in einem „**Teufels-kreis**". Fehlende oder stark eingeschränkte Sensibilität und damit verbunden auch der eingeschränkte Schutz der Atemwege durch Husten oder Räuspern, stellen einen Hauptgrund für eine geblockte Trachealkanüle dar. Gleichzeitig wirkt eine (geblockte) Trachealkanüle der Entwicklung normaler Sensibilität ungünstig entgegen.

Geschultes und erfahrenes Personal ist erforderlich, um Wege aus diesem „Teufelskreis" zu bahnen.

Während im Falle von Herrn P. (Fallbeispiel 2) relativ schnell direkt an einer Verbesserung der oro-facialen Sensibilität gearbeitet werden konnte, bedurfte es im Falle von Herrn A. (Fallbeispiel 1) zunächst einer langwierigen Wiederentwicklung von willkürlichen Bewegungsmöglichkeiten und dem Verständnis für alltägliche Geschehnisse. Hier sei noch einmal an den Aufbau von Kopf- und Rumpfkontrolle und den Hand-Mund-Bezug erinnert. Bis zum Ende des Klinikaufenthaltes war die Arbeit um so effektiver, je mehr Alltagsbezug die Anforderungen an Herrn A. hatten.

Ein Heimprogramm, welches Herr P. in Eigenregie nach seiner Entlassung durchführte, wäre für Herrn A. nicht durchführbar gewesen. Inwieweit sich Herr A. seines Zustandes und seiner Gesamtsituation bewußt war, wäre Spekulation, die auch an dieser Stelle unterbleiben soll.

Beide Patienten wurden nach den Prinzipien sensomotorischen Lernens (s. Pkt. 1.1, S. 104) behandelt und haben im Gesamtverlauf erstaunliche Fortschritte gemacht, die uns nicht zuletzt Anlaß zu Gedanken über Kosten-/Nutzenrechnungen in unserem **Gesundheitssystem** des einundzwanzigsten Jahrhunderts geben.

5 Abschließende Gedanken

Sowohl H. P. als auch J. A. blickten auf eine **umfassende stationäre Behandlung** zurück, deren Gesamtdauer sich bei H. P. auf 18 Monate, bei J. A. auf 14 Monate belief.

Wie mehrfach erwähnt, bedingte die Anbahnung Facio-Oraler Grundfähigkeiten ein großes Ausmaß an vorbereitender therapeutischer Arbeit. Bei keinem der beiden Patienten war zu diesem Zeitpunkt absehbar, ob er je wieder essen und trinken können würde. Bei J. A. erfolgte die erste therapeutische Nahrungsgabe nach vier Monaten intensiver Behandlung im Therapiezentrum, weitere drei Monate vergingen, bevor er eine halbe Mahlzeit Breikost zu sich nehmen konnte. H. P. mußte, vorbelastet durch mehrere gravierende Aspirationspneumonien, zunächst das sichere Speichelschlucken wiedererlernen. Dies beanspruchte ebenfalls vier Monate intensiver F.O.T.T. Dann erfolgte, wohlüberlegt und sehr vorsichtig, der Einsatz kleinster Mengen Nahrung nach therapeutischen Gesichtspunkten. Im neunten Monat F.O.T.-Therapie konnte H. P. seinen Flüssigkeitsbedarf oral decken.

Indem beide Patienten das Essen und Trinken wiedererlernten, gewannen sie deutlich an **Lebensqualität** hinzu. Die aufwendige und **sehr kostenintensive stationäre Rehabilitationsbehandlung** war dafür unerläßlich. J. A. erhielt in diesem Rahmen 520 Zeitstunden Ergotherapie, die zur Hälfte Doppelbehandlungen (zwei Therapeutinnen am Patienten) waren. H. P. wurde, wie bereits erwähnt, 344 mal 45 Minuten lang ergotherapeutisch in Einzeltherapie behandelt. Sowohl J. A. als auch H. P. hätten möglicherweise frühzeitiger aus dem stationären Umfeld entlassen werden können, wenn eine **ambulante, spezialisierte Fortführung der Therapie** am Heimatort hätte gewährleistet werden können. Insbesondere im Fall von J. A. wäre das häusliche Umfeld der Behandlung seiner starken Wahrnehmungsproblematik sicher zuträglich gewesen. Der abrupte Abbruch therapeutischer Intervention im Bereich des Facio-Oralen Traktes im Fall H. P. verdeutlicht, daß ambulante Behandlungsmöglichkeiten nur in unzureichendem Maße zur Verfügung standen.

Zu befürchten ist, angesichts der knappen Finanzdecke des Gesundheitswesens, eine gegenteilige Entwicklung. Die Dauer stationärer Aufenthalte nimmt deutlich ab. Diskussionen um weitere Verlängerungen der Rehabilitation des Herrn P. bestimmten zum damaligen Zeitpunkt schon den alltäglichen Kontakt zwischen

Kostenträgern und Ärzten. Heutzutage erscheint eine mehrmonatige stationäre Therapie ohne gravierende und somit offenkundige Veränderung -wie vollständig orale Ernährung oder Dekanülierung- nur noch im Bereich der postakuten Frührehabilitation realisierbar. Aber auch hier nimmt die stationäre Verweildauer ab. Aus finanzieller Sicht ist der Zwang zu sparen nachvollziehbar. Andererseits sind die Kosten, die eine kontinuierliche enterale Ernährung der beiden Fallpatienten, sowie die medizinische Stoma- und Kanülenversorgung mit sich gebracht hätten, nicht zu unterschätzen. Eine vergleichende Berechnung der jeweiligen finanziellen Aufwendungen wäre sicherlich aufschlußreich. Aus menschlicher Sicht erschüttert der Gedanke: „Was wäre geschehen, wenn die Behandlung der vorgestellten Patienten frühzeitig abgebrochen worden wäre?" Wir sähen J. A. ausschließlich über PEG ernährt; H. P. wäre laryngektomiert, könnte also essen und trinken, aber nie wieder sprechen.

Eine erschreckende Vision, die angesichts leerer Kassen nicht unwahrscheinlich ist.

6 Literaturverzeichnis

Bücher:

1) Bartolome, G. u.a.: Diagnostik und Therapie neurologisch bedingter Schluckstörungen. Gustav Fischer Verlag, Stuttgart, 1993.

2) Bobath, B.: Hemiplegie Erwachsener. Befundaufnahme, Beurteilung und Behandlung. Thieme, Stuttgart, 1985.

3) Coombes, K.: Skript zum FOTT-Grundkurs. 1986, nicht veröffentlicht.

4) Coombes, K.: Von der Ernährungssonde zum Essen am Tisch - Aspekte der Problematik, Richtlinien für die Behandlung. In: Lipp, B. / Schlaegel, W.: Wege von Anfang an. Frührehabilitation schwerst hirngeschädigter Patienten. Neckar-Verlag, Villingen-Schwenningen, 1996.

5) Davies, P. M.: Hemiplegie. Springer-Verlag, Berlin, 1986.

6) Davies, P. M.: Wieder Aufstehen. Frühbehandlung und Rehabilitation für Patienten mit schweren Hirnschädigungen. Springer-Verlag, Berlin, 1995.

7) Groher, M. E.: Dysphagia. Diagnosis and Management. Butterworth-Heinemann, Boston, 1992.

8) Logemann, J.: ‚Evaluation and Treatment of Swallowing Disorders. Pro-ed, Austin, Texas, 1983.

9) Schalch, F.: Schluckstörungen und Gesichtslähmung. Therapeutische Hilfen. Gustav Fischer Verlag, Stuttgart, 1992.

6

Zeitschriften-Artikel:

1) FORUM LOGOPÄDIE 3/1994 (Schwerpunkt-Heft Dysphagie).

2) Lipp / Schlaegel: Das Tracheostoma in der neurologischen Frührehabilitation. In: FORUM LOGOPÄDIE 2/1997, S. 8-11.
Nusser-Müller-Busch: Therapieansätze bei Störungen der Nahrungsaufnahme - eine Standortbestimmung. In: FORUM LOGOPÄDIE 2/1997, S. 5-7.
Nusser-Müller-Busch: Therapie des Facio-Oralen Traktes (FOTT) zur Behandlung facio-oraler Störungen und Störungen der Nahrungsaufnahme. In: FORUM LOGOPÄDIE 2/1997, S. 12-15.

3) Meier-Baumgartner: Das Bobath-Konzept. In: Zeitschrift für Gerontologie 1987.

4) Woite: Therapie des Facio-Oralen Traktes nach Coombes. In: Praxis Ergotherapie 10/1997.

Danksagung

Die vorliegende Arbeit wäre ohne die Mithilfe und Begleitung vieler Kolleginnen und Kollegen, von Freunden und Bekannten nicht zustande gekommen. Allen, die uns unterstützt haben, möchten wir an dieser Stelle unseren herzlichen Dank aussprechen, auch jenen, die nicht namentlich genannt werden.

Auf dem beruflichen Weg eine Lehrerin/einen Lehrer zu finden, ist der Wunsch vieler KollegInnen.

Anfang der neunziger Jahre lernten wir Kay Coombes kennen und ihr Therapiekonzept zur Behandlung neurogener Störungen des Facio-Oralen Traktes. Aus der Teilnahme an einem ihrer Grundkurse sollte sich im Laufe der Zeit eine intensive Instruktoren-Ausbildung und wertvolle Freundschaft entwickeln. Wir hatten das unschätzbare Glück in Kay Coombes eine charismatische Lehrerin zu finden. Sie verbindet in sich höchste fachliche Qualifikation, eine tiefe Liebe zum Menschen und großes Einfühlungsvermögen. In keiner Weise dogmatisch erlaubt die Art der Weitergabe ihres immensen Wissens- und Erfahrungsschatzes die Integration anderer Behandlungsansätze in ihr in sich schlüssiges Konzept. Ein Therapiekonzept dem eine ausgesprochen lebensfreundliche Philosophie zugrunde liegt.

So ist die vorliegende Arbeit auch als ein Ergebnis unserer Ausbildung bei Kay Coombes zu sehen, der unser ganz besonderer Dank für ihre wunderbare fachliche und menschliche Führung gilt.

Im Mittelpunkt unserer exemplarischen Arbeit stehen zwei Menschen, deren schweres Schicksal sie zu Patienten mit gravierendem Verlust an Lebensqualität nach einer Hirnschädigung machte. Die Behandlung von Herrn A. und Herrn P. stellte eine große Herausforderung für uns dar. An deren Anfang konnte niemand auch nur annähernd Gewißheit über die erreichbaren Fernziele haben. Der positive Behandlungsverlauf bestärkte uns darin, daß die Realisierung eines fundierten Therapiekonzeptes in einem interdisziplinären Team zu großen und oft unerwarteten Fortschritten führen kann.

Herr P. hat mit Kraft und Energie einen beschwerlichen und langen Weg mit nicht versiegendem Optimismus beschritten. Beachtlich war sein Durchhaltevermögen auch in Phasen mit sehr langsamen Fortschritten. Es war eine Freude und Bereicherung mit ihm zu arbeiten. Danke für die damit verbundene Lernerfahrung und das Vertrauen! Danke auch an Frau P. für ihre unermüdliche Unterstützung, der große Achtung gebührt. Ihre lebensbejahenden Urlaubspostkarten und Anrufe sind eine besondere Freude!

Herr A., den sein Unfall vollkommen aus allen Lebensbezügen herausgerissen hatte, hat zu einem Leben in seiner Familie zurückgefunden. Sein ausgesprochen liebenswürdiges Wesen und seine Bereitschaft nach einem anstrengenden Therapietag weiter mit uns zu arbeiten, hat uns besonders berührt. Nach monatelangem Arbeiten waren die ersten zielgerichteten Bewegungen und die ersten verbalen Kommunikationsversuche wie ein Tor zu kontinuierlichen Fortschritten. Aus der Zusammenarbeit mit ihm sind unzählige Erfahrungen und Erkenntnisse erwachsen, die zukünftig auch anderen Patienten zugute kommen werden. Danke für die ganz besondere Lernerfahrung! Ein Dank auch seinen Eltern, insbesondere an seine Mutter, die sich mit fast schon übermenschlichem Engagement für ihren Sohn einsetzten. Ihre Übernahme therapeutischer Ansätze und ihre Anwesenheit bildeten einen wesentlichen Teil der Rehabilitation. Der Weg für die ganze Familie ist nach wie vor weit. Ihnen allen viel Kraft, Geduld und vor allem gegenseitigen Rückhalt bei der Strecke, die vor ihnen liegt.

Neurologische Rehabilitation kann nur in teamorientierter, interdisziplinärer Zusammenarbeit realisiert werden. An dieser Stelle möchten wir allen TeamkollegInnen danken. Ohne deren tägliche engagierte Arbeit mit beiden Patienten wären Behandlungsverläufe wie diese nicht zu erwarten gewesen.

Das Therapiezentrum (TZ) Burgau findet hier besondere Bemerkung, weil es seit Eröffnung im Jahre 1989 die Weiterentwicklung des F.O.T.T.-Konzeptes und der Mitarbeiter, die damit arbeiteten, unterstützt und gefördert hat. In erster Linie Karen Nielsen, Reinhard Ott-Schindele, Annette Schneider und Guido Zieher ist es zu verdanken, daß im TZ Burgau qualifizierte Therapie in erster Linie praktisch Anwendung findet.

Chefarzt Dr. Pause aus der neurologischen Rehaklinik in Kreischa, Sachsen gebührt große Anerkennung für sein praktisch und theoretisch fundiertes Verständnis therapeutischer Arbeit. Mit Rat und Tat präsent, ist ihm ganz wesentlich die Intensität patientenbezogener Therapie in Kreischa zu verdanken. Danke auch für seine persönliche Unterstützung! Die Arbeit mit Herrn P. wäre ohne die fachkundigen Aussagen des HNO-Spezialisten Herrn Professor Heidelbach kaum möglich gewesen. Diese Publikation ist ein Anlaß seiner dankend zu gedenken.

Das Bildmaterial zu beiden Fallstudien ist mit Hilfe vieler KollegInnen entstanden. Den KollegInnen aus Kreischa ein herzliches Dankeschön für ihren Einsatz! Die meisten Fotos zur ersten Fallstudie stellten eine besondere Herausforderung für die Videoabteilung des TZ Burgau dar. Sie wurden aus zahlreichen Videoaufnahmen geprintet. Herzlicher Dank gehört der gesamten Videoabteilung, zuvorderst Rainer

Högel und Bernd Milkereit. Sie haben viele Stunden Arbeit investiert und ermöglicht, die praktische Arbeit mit Herrn A. anschaulich darzustellen.

Keine schriftliche Arbeit entsteht ohne mühevolle Nacharbeit! Mitgeholfen hat hier die S.I.G. (Special Interest Group) um Kay Coombes. Hervorheben möchten wir die konstruktiven Anregungen, Anmerkungen und Korrekturvorschläge von Heike Sticher. Sie ist - neben Kay Coombes - das Herz der Gruppe. Ihr enormer Einsatz, ihr großes Können und ihr tiefgründiger Humor sind einfach wunderbar. Danke für die ganz besondere Freundschaft! Auch danken wir Ricki Nusser-Müller-Busch für die intensive Durchsicht des Manuskripts und ihre inhaltlichen und formalen Hilfestellungen.

Ein großes Dankeschön an: Helene und Günter Müller für ihre Nähe und partnerschaftliche Hilfe; Giselher Woite für sein Dasein; Juliane Hölzl für das „Auf-den-Weg-bringen" dieser Publikation; Beate Kubny-Lüke für ihr sehr hilfreiches und anregendes Lektorat; Gudrun Bloßfeld für ihre fachlich-menschliche Begleitung; Erhard, Annelies und Katrin Gratz für ihre formalen Korrekturen und ihren persönlichen Rückhalt; Traute Schmid für die kritische Durchsicht der Zusammenfassung des Bobath-Konzeptes und Karin Müller-Strehlau für ihre persönliche Ermutigung.

Doris Woite   *Claudia Gratz*